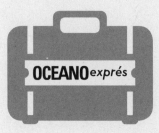

LA DIETA DEL DÍA SIGUIENTE

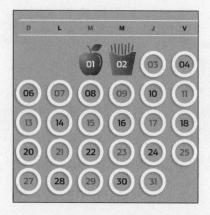

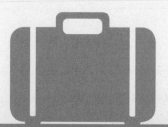

LA DIETA DEL DÍA SIGUIENTE

Pierde peso comiendo todo lo que quieras (la mitad del tiempo)

Dra. Krista Varady
Bill Gottlieb

OCEANO exprés

Este libro no sustituye en ningún caso a una consulta médica. Antes de iniciar éste o cualquier otro programa de pérdida de peso debe consultar a un especialista. Los editores no asumen ninguna responsabilidad por los productos, marcas o páginas en internet (ni su contenido) ajenas a su propiedad, ni por el uso de la información contenida en este libro.

LA DIETA DEL DÍA SIGUIENTE
Pierde peso comiendo lo que quieras (la mitad del tiempo)

Título original: THE EVERY OTHER DAY DIET. The Diet That Lets Eat All You Want (Half the Time) and Keep the Weight Off

© 2013, Krista Varady y Bill Gottlieb

Traducción: Enrique Mercado

Diseño de portada: Ramón Navarro
Fotografía de Krista Varady: Roberta Dupuis-Devlin
Investigación y sustitución de productos y marcas (capítulos 4 y 5): Sol Sigal, nutrióloga

D. R. © 2019, Editorial Océano de México, S.A. de C.V.
Homero 1500 - 402, Col. Polanco
Miguel Hidalgo, 11560, Ciudad de México
info@oceano.com.mx

Primera edición en Océano exprés: enero, 2019

ISBN: 978-607-527-792-9

Impreso en México / Printed in Mexico

Para mi hijo, Gabriel; mi esposo, Nicolas, y mis padres, Eva y Lou.
Krista

Para mi amada esposa, Denise, quien me quiere todos los días.
Bill

Índice

Introducción
Bienvenido a la dieta del día siguiente
Limítate hoy, ¡suéltate mañana!

Las dietas no dan resultado.

Quizás hayas leído esta frase docenas, si no es que cientos de veces. Pero aunque "Las dietas no dan resultado" se ha vuelto un lugar común, es falso. Lo cierto es que *las dietas no dan resultado si tienes que practicarlas todos los días*. No dan resultado porque nadie soporta un día tras otro de privación, sin poder comer lo que le gusta. No dan resultado porque nadie puede seguir sus complejas y artificiales reglas por semanas y meses enteros. ¡No dan resultado porque son imposibles de llevar a la práctica!

Pero las razones de que las dietas tradicionales *no* den resultado son las mismas de que la dieta del día siguiente sí lo dé, porque este régimen elimina la privación diaria y las reglas difíciles de seguir. Y no porque lo diga yo, sino porque, a diferencia de otras dietas, la de cada tercer día tiene el respaldo de rigurosas investigaciones científicas de años.

Como doctora en nutrición y profesora adjunta de la misma materia en la University of Illinois, he dedicado los últimos diez años a hacer estudios de pérdida de peso sobre *el ayuno moderado en días alternos*, método simple y científicamente probado para bajar de peso en forma rápida y permanente y mantenerse delgado de por vida. Esa década de exitosas investigaciones sistemáticas ha sido destilada en un plan práctico, que presento por primera vez en este libro, *La dieta del día siguiente*.

Quisiera tomarme unos momentos para presentar también a mi coautor, el coach de salud Bill Gottlieb, autor de otros doce libros de salud —de los que se han vendido más de dos millones de ejemplares en el mundo entero—, certificado por la American Association of Drugless Practitioners (Asociación Estadunidense de Médicos sin Receta) y exdirector editorial de Prevention Magazine Books y Rodale Books.

Además de su habilidad para escribir, Bill también aportó a *La dieta del día siguiente* su aptitud como veterano periodista de salud, buscando conmigo las investigaciones científicas más recientes, que se documentarán en estas páginas. Este libro está impregnado de la pasión y profesionalismo de Bill como coach de salud consagrado al bienestar de sus pacientes y lectores.

En esta introducción explicaré la diferencia entre la dieta del día siguiente (DS) y las demás dietas actualmente en existencia. Te contaré asimismo mi propia historia con la dieta del día siguiente, y presentaré el contenido del libro y la forma de usarlo para adelgazar.

Comencemos, pues, con una mirada más atenta a las diferencias cruciales entre las dietas diarias y la de cada tercer día.

Olvídate de la privación alimenticia: bienvenido a la satisfacción alimenticia

Las dietas diarias tienen que ver con la privación: lo que *no puedes* comer. Te dicen qué no hacer, imponiendo a sus practicantes el equivalente de los diez mandamientos, como

- No comerás más de 10% de grasas.
- No comerás más de 40 gramos de carbohidratos.
- No comerás carne.
- No comerás trigo.
- No comerás azúcar.
- No codiciarás el azúcar de tu prójimo.

14

Por lo tanto, tú intentas obedecer el singular conjunto de mandamientos de tu dieta, sean éstos 10 o 100. Pero acumulas tantas frustraciones que al final "pecas": comes alimentos "malos", y te sientes una persona "mala". Entonces te arrepientes. ("¡Jamás volveré a comer donas!") Pero más tarde repites inevitablemente este ciclo autoderrotista.

¿Por qué ocurre esto? Porque así como el día sigue a la noche, el exceso alimenticio sigue a la privación. Un alimento prohibido se vuelve seductoramente tentador, y se te antoja. ¿Estás a dieta de carbohidratos? Es probable que se te antoje la pizza. ¿A dieta de grasas con verduras? Tal vez te mueras por un bistec. ¿Sigues una dieta paleolítica? Quizá sueñes con unas enchiladas con queso. Al final, cedes a tu antojo. Y puede ser que comas hasta hartarte.

Otra razón de que las dietas fallen: el hambre. El hambre es buena. Es *natural*. Es la manera en que tu cuerpo te dice que necesita combustible. La razón del hambre es avisarte que es hora de que consumas más calorías. Pero las dietas consisten precisamente en restringir calorías. (Pese a las afirmaciones en contrario de gurús de la dieta a favor de altas o bajas cantidades de carbohidratos, proteínas y/o grasas, lo que permite que una dieta te ayude a bajar unos kilos es *siempre* la restricción de calorías.) Así, cuando estás a dieta, te da hambre. Y quizá hasta te pones de mal humor, o te deprimes. Nadie puede aguantar mucho tiempo tener hambre todos los días, y el estrés emocional que acompaña a eso. La dieta del día siguiente resuelve este problema encargándose de que no sientas una privación crónica.

Las dietas te presentan igualmente una serie compleja e intimidatoria de reglas por obedecer, o no. Te dicen *qué* puedes y no puedes comer. *Cuánto* puedes y no puedes. A menudo, también *cuándo*. Todas estas reglas acaban por controlar tu vida. Y esto no es agradable. ¿Qué pasaría si pudieras bajar unos kilos sin dejar de…?

¡Come todo lo que quieras!

La dieta del día siguiente vuelve fácil adelgazar. No implica una privación prolongada, y tiene una sola regla, muy simple:

> Consume 500 calorías el día que haces régimen (día de dieta) y come lo que quieras y cuanto quieras al día siguiente (día de fiesta).

Nada de llevar cuentas de carbohidratos, grasas o proteínas. Nada de evitar ningún alimento en particular (todos están permitidos). Nada de hacer planes complicados de menús. Y, sí, sólo haces dieta *cada tercer día*. Como explicaré en detalle en el capítulo 1, mis investigaciones demuestran que con la dieta DS bajas tanto como con las dietas diarias.

En la dieta del día siguiente, la privación de alimentos nunca dura más de un día, y la absoluta libertad alimenticia está siempre a sólo un día de distancia. Tal vez en este momento pienses: "Es imposible que esto funcione. El día de fiesta comeré tanto que nunca bajaré de peso." Pero mis estudios demuestran que nadie come en exceso el día de fiesta. En promedio, quienes siguen la dieta del día siguiente satisfacen el día de fiesta 110% de sus necesidades calóricas normales, y el día de dieta 25%, lo que da un promedio de un tercio de calorías menos en dos días, fórmula perfecta para bajar de peso de modo constante e inofensivo.

¿Por qué quienes practican la dieta DS no comen de más el día de fiesta? ¡Porque no se sienten privados! En esta dieta, sabes que cada tercer día podrás comer lo que quieras y cuanto quieras. No tienes que comer "como si mañana no existiera", porque hay un mañana a la vuelta de la esquina, y uno más poco después de ése. La dieta del día siguiente resuelve el problema de la *privación* alimenticia con *satisfacción* alimenticia.

Cómo adelgacé gracias a la dieta del día siguiente

En este libro leerás muchos testimonios de participantes en mis estudios sobre la dieta del día siguiente, personas oficialmente clasificadas como "obesas" (con 14 kilos de sobrepeso o más) que por lo general bajaron 9 o más kilos. Pero antes de presentártelas, me gustaría darte mi propio testimonio.

Aunque nunca he tenido mucho peso extra, a veces batallo con él, como la mayoría. Antes intentaba perderlo restringiendo calorías a diario, pero he descubierto que la dieta que me da mejores resultados es justo la que llevo estudiando cerca de una década, la dieta del día siguiente. Esto es lo que sucedió...

En 1996 yo tenía 17 años, pertenecía al equipo de natación de la preparatoria y entrenaba dos horas por sesión, hasta 10 sesiones a la semana. Necesitaba muchas calorías para propulsar ese ejercicio (y mi cuerpo en desarrollo), así que comía mucho. Pero nunca tuve problemas de peso. Medía 1.70 metros, pesaba 60 kilogramos y era fuerte y musculosa. Al entrar a la universidad dejé de participar en competencias de natación, pero seguí comiendo como antes. Jamás se me ocurrió que las calorías necesarias para impulsar mis ejercicios eran demasiadas para mi estilo de vida académico, más bien sedentario. Así, subí 7 kilos, los clásicos "7 recientes".

Por fortuna, estudiaba nutrición, y aprendía acerca de calorías y opciones alimenticias más sanas, nuevos conocimientos que me ayudaron a adoptar hábitos más razonables, y a recuperar, en forma lenta pero segura, mi peso anterior. A fines de mi segundo año en la universidad, pesaba de nuevo 60 kilos, los que mantuve hasta que cumplí 31 años y me embaracé.

El último trimestre de mi embarazo coincidió con las vacaciones. Me vi entonces en una fiesta tras otra, en libertad de comer todo lo que quería. (¡Nadie juzga tu apetito cuando estás embarazada!) Así, terminé subiendo un poco más de lo que mi obstetra hubiera querido: 18 kilos contra los 11 a 16 sugeridos.

Una vez que mi bebé nació, supuse que perdería fácilmente ese peso extra. ¿Por qué no? Bajar unos kilos había sido para mí pan comido en la universidad. Pero me esperaba una desagradable sorpresa: once de esos kilos desaparecieron rápido, lo cual es muy común tras un embarazo. ¿Pero los otros 7? Éstos se me quedaron. Y me sentí fatal.

Por fin, después de un par de meses, me puse a dieta, de 1,300 calorías diarias. Y luego de seis difíciles meses de privación diaria, mi peso regresó a los 60 kilos. Creí entonces que se estabilizaría sin que tuviera que pensar en él. Pero me equivoqué una vez más. En los seis meses siguientes, volví a subir casi sin darme cuenta, a 65 kilos. ¡No lo podía creer! Comía sanamente. Caminaba con regularidad. Pero ahí estaba yo, con sobrepeso nuevamente.

Créeme: no quería regresar meses enteros a una dieta de 1,300 calorías diarias, aguantar la batalla de todos los días y casi no ver moverse la báscula durante semanas. Estaba lista para seguir otro método. Así, empecé a aplicar el mismo sistema de pérdida de peso que yo estudiaba, el ayuno moderado en días alternos de la dieta del día siguiente. Y al igual que a los participantes en mis estudios, me encantó. No tenía que hacer dieta a diario. Podía comer lo que quisiera y cuanto quisiera cada tercer día. Mejor aún, vi resultados *inmediatos*, y bajé rápido cuanto quería. Hoy peso otra vez 60 kilos. Y si veo que la báscula comienza a marcar un par de kilos más, retomo una o dos semanas la dieta del día siguiente, y el sobrepeso desaparece al instante.

La dieta del día siguiente me ha dado resultado. Se lo ha dado también a cientos de participantes en mis estudios, todos ellos con 14 kilos de sobrepeso o más. Y estoy segura de que te dará resultado a ti, certeza que creo que compartirás conmigo luego de que leas el capítulo 1, el cual presenta las evidencias científicas que demuestran la efectividad de la dieta del día siguiente. Mi trabajo e investigaciones me apasionan, dadas las circunstancias: la obesidad es una de las plagas de salud más grandes y perniciosas de nuestro tiempo.

Es momento de un método revolucionario

La misma semana en que terminé de escribir *La dieta del día siguiente*, la American Medical Association (AMA) decidió reconocer oficialmente que la obesidad es una *enfermedad*. (Como término médico, "obesidad" es reflejo del índice de masa corporal, o IMC, que mide la grasa en el cuerpo. Médicamente, tienes "sobrepeso" con un IMC de 25 a 29.9, y estás "obeso" con uno de 30 o más, equivalente por lo general a un sobrepeso de 14 o más kilos.) Comprendo muy bien por qué la AMA tomó esa decisión.

Casi todos los participantes en mis estudios eran obesos, así que sé lo difícil que puede ser la vida para ellos. Está la incomodidad de todos esos kilos extra. La lucha con la autoestima. Y la mala salud: las investigaciones asocian la obesidad con muchos otros problemas médicos, como deficiencias cardiacas, derrame cerebral, diabetes tipo 2, cáncer, osteoartritis, gota, enfermedades hepáticas, apnea del sueño y depresión.

En Estados Unidos, 36% de la población es obesa y otro 33% tiene sobrepeso. En el mundo, las cifras correspondientes son 12 y 22%. Esto quiere decir que cientos de millones de personas viven agobiadas por sus kilos extra. Espero sinceramente que seguir la dieta del día siguiente sea de utilidad para millones de ellas.

Comencé a hacer investigaciones sobre el ayuno moderado en días alternos porque sabía cuánto afectan el sobrepeso y la obesidad a la vida de tantas personas, y veía que las dietas diarias convencionales no les ayudaban.

Buscaba una manera nueva y mejor de, primero, ayudar a la gente a bajar de peso, y después a no volver a subir. Mis investigaciones tanto sobre pérdida como sobre mantenimiento de peso demuestran que el método de cada tercer día para el control de peso ofrece justo la ayuda que las personas con sobrepeso y obesas necesitan. Y me da mucho gusto que ahora tú puedas hacer un uso práctico de mis investigaciones leyendo y siguiendo la dieta del día siguiente y librándote de una vez por todas de esos kilitos de más.

Cómo usar este libro

Lo mismo que la dieta del día siguiente, este libro es fácil de usar. Te sugiero lo siguiente:

Comienza leyendo el capítulo 1, sobre los hallazgos científicos que respaldan a la dieta DS. Ese capítulo te llenará de seguridad y entusiasmo sobre este excepcional programa para adelgazar.

Luego lee los capítulos 2 y 3, para que te orienten acerca del día de dieta (500 calorías) y el día de fiesta (calorías ilimitadas). Una vez que los hayas leído, estarás en condiciones de iniciar la dieta DS. Pero antes de hacerlo…

Examina los capítulos 4 y 5, a fin de obtener ideas para el día de dieta. El capítulo 4 ofrece 28 recetas de comidas de 400 calorías, 28 de cenas de 400 calorías y 28 de refrigerios de 100 calorías, todos ellos rápidos y fáciles de preparar, y todos deliciosos. El capítulo 5 te guiará en la selección de platillos congelados preelaborados que cumplen los requisitos de calorías del día de dieta, y te ofrecerá también ideas sobre refrigerios.

Lee el capítulo 6 para enriquecer la dieta DS con el ejercicio. En ese capítulo se analizarán mis investigaciones sobre la combinación de la dieta DS y el ejercicio para ayudarte a adelgazar más y a hacerlo más pronto.

No vuelvas a subir de peso leyendo el capítulo 7, en el que hallarás el programa de éxito de cada tercer día, modo científicamente comprobado de no recuperar el peso que perdiste. Esto es crucial, porque cinco de cada seis personas a dieta recuperan su peso al cabo de un año. Me complace afirmar que es poco probable que éste sea tu destino si sigues el programa de éxito DS.

Bienvenido a la pérdida de peso rápida, fácil y permanente

- La dieta del día siguiente es simple.
- La dieta del día siguiente es fácil.
- La dieta del día siguiente es de eficacia científicamente comprobada.
- Adelgazarás rápido y cumplirás tu meta de peso.
- No volverás a subir.
- Y lo harás comiendo cada tercer día lo que quieras y cuanto quieras.

¿Listo para empezar? Sólo da vuelta a la página.

1 La nueva ciencia de la dieta del día siguiente

Un estudio tras otro demuestran que la dieta del día siguiente sí funciona

En lo relativo a la salud y el bienestar, hay una razón de que acudamos a la exactitud y autoridad de los experimentos científicos para distinguir entre información realmente sólida y útil y argumentos y consejos infundados, engañosos y de moda —para separar el trigo proverbial de la paja: *los experimentos científicos no se basan en campañas promocionales ni en suposiciones.*

Un experimento científico debidamente concebido y realizado ayuda a separar la verdad de la ilusión, los hechos de la fantasía. Y una *serie* de experimentos que prueban la misma teoría y generan los mismos resultados (lo que los especialistas llaman *reproducir* un hallazgo científico) crean un cuerpo de conocimientos en el que puedes *confiar* y a partir del cual puedes *proceder.*

Dada la importancia de adelgazar para nuestra salud y bienestar, prevenir y curar enfermedades y restaurar nuestra autoestima, uno creería que los libros de dietas están llenos de evidencias científicas que justifican su enfoque. Pero *no* es así.

En efecto, se han hecho ya estudios científicos sobre dietas muy conocidas. Por ejemplo, un estudio publicado en el *Journal of the American Medical Association* reveló que mujeres con sobrepeso y obesas sometidas a la dieta de la Zona, la dieta Atkins (baja en carbohidratos) o la dieta Ornish (baja en grasas) habían adelgazado un poco un año después: 1.600 kilos en promedio las de la dieta de la Zona, 2.200 las de la Ornish y 4.700 las de la Atkins.[1] (Sí, esto ocurrió luego de *un año* de dieta; pienso que a ti te irá mucho mejor con la dieta del día siguiente.) Sin embargo, la mayoría de las dietas más conocidas no tienen ningún fundamento científico. Ni uno solo. Cero. Nada de nada.

¿Por qué insisto tanto en el sustento científico de dietas en los libros sobre el tema? Porque la dieta del día siguiente sí se basa en un importante cuerpo de investigación científica. Hasta la fecha, yo he efectuado siete pruebas clínicas con casi 400 personas, y publicado los resultados en 20 artículos científicos. Mis estudios han demostrado, una y otra vez, que la dieta del día siguiente da *resultado*. La gente que participa en ellos baja de peso. Y conforme a mi estudio de tres años aún en curso sobre mantenimiento del peso auspiciado por los National Institutes of Health (Institutos Nacionales de Salud, NIH) de Estados Unidos, quienes siguen la dieta DS no vuelven a subir de peso.

En otras palabras, la dieta del día siguiente es una dieta científicamente comprobada en la que puedes *confiar*. Si la sigues y el día de dieta consumes 500 calorías y el día de fiesta todas las que quieras, *bajarás* de peso, según las evidencias científicas. Y si sigues el programa de mantenimiento que se describirá en el capítulo 7, el programa de éxito de cada tercer día, no *volverás* a subir, como demuestran mis hallazgos más recientes.

Sé que la dieta del día siguiente puede parecer demasiado bella para ser verdad. Que quizá te preguntes: "¿De veras puedo adelgazar comiendo cada tercer día lo que quiera?". Claro que puedes. Y no sólo porque lo diga yo, sino porque también lo dicen rigurosas investigaciones científicas de casi una década. Y como tu confianza en la efectividad científicamente comprobada de la dieta del día siguiente es tan importante para mí, dedicaré este capítulo a referir las investigaciones y estudios que respaldan mis afirmaciones. Quiero que sepas —*sin lugar a dudas*— que la dieta que estás por iniciar no es una idea novedosa que nunca se ha puesto a prueba. Que no es una dieta que se base en la experiencia de pacientes de un único consultorio médico (el caso de muchas otras dietas). Y que no es teórica, una idea con aparente sentido metabólico y biológico pero con pocas evidencias reales de su eficacia.

Al conocer la ciencia de la dieta del día siguiente y leer sobre mis estudios y sus positivos hallazgos, podrás embarcarte en este nuevo programa de reducción de peso con confianza, convicción y entusiasmo. Así pues, empecemos por el principio: mi descubrimiento de esta dieta en el sótano de un edificio del campus de la University of California, Berkeley, donde, en 2006, yo cursaba un posdoctorado.

Los ratones que siempre bajaban de peso

Tras graduarme en la McGill University en Canadá con un doctorado en nutrición, me mudé a California a realizar una investigación posdoctoral en el Department of Nutritional Science de Berkeley. (De origen canadiense, ¡me fascinó descubrir que en el norte de California el "invierno" se reducía a una serie de aguaceros, y que en febrero florecían narcisos!)

Bajo la guía de mi asesor, el doctor Marc Hellerstein, investigué el efecto de la restricción de calorías en el cáncer. Para entonces ya existían muchas investigaciones sobre restricción de calorías y longevidad en animales, las cuales demostraban que los ratones que comen poco viven hasta dos veces más que los que siguen una dieta normal. Se sabía, además, gracias a investigaciones de longevidad, que algunos de los mecanismos bioquímicos desencadenados por la restricción de calorías son anticancerígenos. Entre ellos están una división celular más lenta, menores niveles de IGF-1 (factor insulínico de crecimiento 1 [*insulin-like growth factor 1*], que estimula la división y multiplicación de células cancerígenas) y menores niveles de glucosa, el combustible principal de las células cancerígenas.

La pregunta de nuestra investigación fue: ¿era posible someter a un ratón a la forma extrema de restricción de calorías —el ayuno— con objeto de retardar el crecimiento de células cancerígenas *sin* que el animal bajara de peso? (En sus investigaciones, los científicos siempre intentan desligar y analizar factores específicos. En este caso, queríamos desligar el efecto en el cáncer de la *restricción de calorías* del efecto de la *pérdida de peso*.)

25

Pero por más que hacíamos, ¡no podíamos evitar que los ratones adelgazaran! Los hacíamos ayunar un día y les dejábamos comer lo que quisieran al siguiente. Pero el "día de comida" nunca consumían calorías suficientes para compensar la falta total de ellas del "día de ayuno". A veces, en el día de comida consumían 150% de las calorías de un día normal, y otras hasta 170%, pero nunca 200% para compensar las cero calorías del día de ayuno. En consecuencia, *siempre* bajaban de peso.

Mi experimento fracasó porque era imposible separar el efecto de la restricción de calorías del de la pérdida de peso. ¡Yo no había tenido suerte como científica! Pero una investigación que parece un callejón sin salida puede ofrecer de repente una nueva oportunidad. Y eso fue justo lo que sucedió esta vez: tuve un momento de eureka, un ¡*ajá!*, un gran salto conceptual al darme cuenta de que los ratones *siempre* bajaban de peso ayunando en días alternos. Siempre bajaban de peso. ¿El ayuno en días alternos podía ayudarnos a los *seres humanos* a adelgazar? Si la gente ayunaba un día y comía lo que quisiera al siguiente, ¿bajaría siempre de peso, como los ratones?

Había nacido el concepto de la dieta del día siguiente: usar el ayuno en días alternos para *bajar de peso*. Pero yo tuve que despedirme entonces de los ratones en el sótano de Berkeley y mudarme a Chicago, donde me habían contratado como profesora adjunta del Department of Kinesiology and Nutrition de la University of Illinois. Fue ahí donde empecé a hacer estudios sobre la reducción de peso. Con personas.

El número mágico

Al examinar detenidamente la bibliografía científica sobre el ayuno en días alternos vinculado con el cáncer y deficiencias cardiacas —estudios realizados exclusivamente con animales en el laboratorio—, descubrí que muchos factores de riesgo de ambos grupos de padecimientos se reducían muy eficazmente cuando los animales consumían el día de ayuno sólo 25% de sus calorías normales. No 75. No 50. No 0%, o ayuno total. Una y otra vez, la proporción más saludable era de 25%, o lo que yo llamo *ayuno moderado*.

Ese nivel de 25% de calorías en el día de ayuno hacía más que prevenir y revertir síntomas de enfermedades. También prevenía la pérdida de masa muscular que, de otro modo, los animales habrían experimentado en 0%, al no recibir ningún alimento el día de ayuno.

¿Por qué era importante esto? Perder masa muscular estando a dieta es un desastre para la reducción y mantenimiento de peso. Esto se debe a que el músculo (*masa corporal magra*, en términos científicos) es tejido metabólicamente activo que quema gran cantidad de calorías. Si durante la dieta pierdes músculo, quemarás menos calorías después, y recuperarás tu peso, ¡en forma de grasa! Ésta podría ser la razón clave de que cinco de cada seis personas que bajan de peso lo recuperen todo (y un poco más). Así, yo decidí que el día de ayuno —llamado *día de dieta* en la dieta del día siguiente— la gente ingeriría 25% de su consumo calórico normal, o 500 calorías. Estaba lista entonces para reclutar a los participantes y poner en marcha mi estudio.

Debo hacer aquí una confesión penosa: aunque yo estaba a punto de emprender una investigación sobre la dieta del día siguiente en personas, ¡no creí que ésta diera resultado!

¿Por qué? Bueno, muchas personas con sobrepeso consumen 3,000 calorías diarias, y supuse que no querrían o no podrían consumir sólo 500 cada tercer día. Además, estaba mi conversación en un congreso médico con el doctor Eric Ravussin, director del Nutrition and Obesity Research Center del Pennington Biomedical Research Center de Louisiana State University, a quien le dije que pensaba estudiar el ayuno en días alternos para bajar de peso permitiendo a los participantes ingerir 500 calorías el día de ayuno.

"Ni te molestes en hacerlo", me dijo el doctor Ravussin. Y para mi sorpresa, me contó que en fecha reciente había hecho un estudio en equipo sobre ayuno humano en días alternos en el que los participantes consumieron cero calorías el día de ayuno. Y no le había ido nada bien.[2] Primero, no le fue posible reclutar a nadie fuera de Pennington, porque la idea de ayunar cada tercer día parecía demasiado onerosa; tuvo que involucrar a profesores de Pennington. Después, ni siquiera le fue posible convencer a muchos de esos profesores de participar en las tres semanas completas del estudio. De los 16 del principio, sólo terminaron 8. Y para rematar, estos últimos le dijeron que el ayuno en días alternos era insoportable, opinión que sus familias compartían. "El día de ayuno yo estaba tan irritable y malhumorado que mi esposa no me hablaba", me dijo Ravussin, quien había participado en su propio estudio.

Yo ya había decidido entonces que los participantes en el mío consumirían 500 calorías el día de ayuno; mi conversación con el doctor Ravussin me convenció de que esta decisión era correcta. Para que la dieta del día siguiente surta efecto, *el ayuno debe ser moderado*, no total. (En artículos científicos, a veces llamo a mi método ADMF, o *alternate-day modified fasting*, ayuno moderado en días alternos.) Tienes que comer un platillo reducido durante el día para mantener tu equilibrio emocional y mental, interactuar con la gente sin estallar y concluir tu jornada de trabajo de manera eficiente y efectiva.

Pese a mis dudas, seguí adelante con mi investigación, reclutando a personas de peso normal y con sobrepeso (no obesas). Las metas de mi estudio eran muy amplias: descubrir si alguien podía sostener la dieta varios meses, y si bajaba de peso. Para mi asombro, ¡la respuesta a ambas cosas fue afirmativa!

En este primer estudio intervinieron 32 personas.[3] Dieciséis de ellas siguieron la dieta del día siguiente. Las otras 16 fueron el *grupo de control*: no se pusieron a régimen ni cambiaron para nada sus hábitos alimenticios. Tres meses después, mis colegas y yo comparamos a ambos grupos. Como era de esperar, los miembros del grupo de control no adelgazaron. Pero todos los que siguieron la dieta del día siguiente bajaron unos kilos.

Las personas de peso normal al comienzo de la dieta bajaron un promedio de 5.400 kilos en tres meses. Aquellas con sobrepeso bajaron un promedio de 5 kilos (algunas hasta 11.300). Este último grupo también presentó disminuciones significativas en colesterol malo (lipoproteínas de baja densidad, o *low-density lipoprotein*, LDL) y en presión alta. Y la mayoría de los participantes dijeron que la dieta no les había parecido nada difícil.

Yo había comprobado, así, que la dieta del día siguiente era un método razonable y efectivo para bajar de peso. La gente *podía* consumir 500 calorías cada tercer día en los días de dieta, sin la menor dificultad. Y *podía* comer lo que quisiera el día de fiesta y seguir adelgazando.

Como cabe imaginar, esta primera serie de resultados me entusiasmó mucho. Después de todo, a casi nadie le agrada hacer dieta todos los días, ¿o a ti sí? La infinidad de semanas y meses de privación es insoportable, lo mismo que el hambre persistente y las complicadas reglas y requisitos. Quizás a esto se deba que tú hayas dejado la mayoría de las dietas que has emprendido. ¿Quién no? La dieta diaria es una lata. La de cada tercer día, en cambio, es una manera nueva y efectiva de adelgazar, *sin* privación, hambre *ni* reglas rígidas.

Tras el éxito de este primer estudio, surgieron muchas otras preguntas sobre la dieta del día siguiente que yo quería resolver, por medio de investigaciones detalladas, atentas y repetidas:

- ¿Esta dieta daría resultado en obesos, o el día de fiesta ellos comerían hasta hartarse?
- ¿Cuánta hambre les daría? ¿Tanta que no podrían sino comer en exceso?
- ¿Era posible hacer ejercicio el día de dieta, pero quienes lo hicieran comerían hasta hartarse?
- ¿La dieta funcionaría con alimentos altos en grasas, o la única opción eran los de bajo contenido de grasas?
- ¿Cómo afectaría la dieta a factores de riesgo de deficiencias cardiacas como colesterol total, colesterol LDL, colesterol HDL y presión alta?
- ¿Cómo afectaría la dieta a las hormonas, como la leptina, que desempeñan un papel clave en el apetito?
- ¿Era posible que quienes bajaban de peso con la dieta del día siguiente no lo *recuperaran*?

Cerca de una década después, y luego de otros seis estudios con personas y más de veinte artículos científicos publicados, me enorgullece y complace informar que esas preguntas ya han encontrado respuesta. De hecho, sólo *gracias a que* fueron contestadas puedo presentar tranquilamente la dieta del día siguiente a las decenas de millones de personas *deseosas* de bajar de peso, no recuperarlo nunca y no volver a desilusionarse con una dieta diaria más.

Echemos un vistazo entonces a algunos de mis estudios y lo que descubrí en ellos. Para que te sea fácil seguir la huella de mis investigaciones, detallaré en cada caso el año en el que se dieron a conocer, la revista en que se publicaron y sus hallazgos específicos.

Índice de masa corporal: el método científico de medir el sobrepeso

En el resto de este capítulo hallarás varios términos de uso común: *peso normal, sobrepeso* y *obesidad*. Sin embargo, los nutriólogos y otros expertos de salud los usan en forma muy específica: para indicar el nivel del *índice de masa corporal*, o IMC, medida estándar de la grasa en el cuerpo. Las tres categorías principales del IMC son:

Peso normal: IMC de 18.5 a 24.9
Sobrepeso: IMC de 25 a 29.9
Obesidad: IMC de 30 en adelante

¿A cuántos kilogramos equivalen estos tres niveles del IMC? He aquí dos ejemplos: una mujer de 1.60 metros de estatura se ubica en la categoría de peso normal si pesa 60 kilos, en la de sobrepeso si pesa 65 y en la de obesidad si pesa 80. Un hombre de 1.77 metros se ubica en esas mismas categorías en los 73, 80 y 95 kilos, respectivamente.

Para calcular tu IMC, puedes utilizar la siguiente fórmula:

$$IMC = \frac{Peso\ (kg)}{Estatura^2\ (m)}$$

Por ejemplo, una persona de 70 kg que mida 1.71 m, calculará su IMC de la siguiente forma:

$$IMC = \frac{70}{2.9241} = 23.9$$

El resultado nos arroja un IMC dentro del rango normal.

Otra alternativa es recurrir a las calculadoras que se ofrecen en línea, como la del Texas Heart Institute (http://www.texasheartinstitute.org/HIC/Topics_Esp/HSmart/bmi_calculator_span.cfm). Basta que introduzcas tu altura en centímetros y tu peso en kilogramos, y el sitio calculará tu IMC.

Me satisface informar que mi IMC es de 21.6, y el de Bill, mi coautor, de 22.4. La dieta del día siguiente para bajar de peso, y el programa de éxito de cada tercer día para mantenerlo, del que leerás en el capítulo 7, nos ayudan a ambos a permanecer en la escala normal.

2009, American Journal of Clinical Nutrition
Además de funcionar, ¡la dieta del día siguiente es supersaludable!

Un estudio publicado en el *American Journal of Clinical Nutrition* fue el primero en demostrar de manera concluyente que la dieta del día siguiente ayuda a las personas obesas a bajar de peso.[4]

Mis colegas y yo estudiamos a 16 personas obesas, 12 mujeres y 4 hombres, con peso promedio de 96.800 kilos e IMC promedio de 33.800. Todos ellos siguieron la dieta durante dos meses. En el primer mes, el día de dieta consumieron alimentos congelados y envasados en sus comidas de 400 y 500 calorías y sus refrigerios de 100. (Nosotros les proporcionábamos cada semana esos platillos y refrigerios.) En el segundo mes, ellos mismos prepararon sus platillos y refrigerios del día de dieta, habiéndose reunido previamente con un nutriólogo de nuestro equipo, quien los asesoró sobre el nivel de calorías por consumir el día de dieta y los alimentos y tamaños de porciones que les ayudarían a mantener ese nivel. (En el capítulo 2 conocerás todos los detalles prácticos del día de dieta.)

Los resultados:

Un promedio de 5.600 kilos de reducción de peso. Dos meses después, la pérdida de peso promedio fue de 5.600 kilos, un descenso constante y saludable de 0.700 a la semana. Esta tasa casi no varió entre el consumo de alimentos congelados y envasados y los preparados en casa. Los participantes sencillamente siguieron desprendiéndose de sus kilos extra, una semana tras otra.

Los sujetos perdieron grasa, no músculo. El peso que perdieron los seguidores de la dieta DS fue en su mayor parte *grasa*, 5.500 kilos en promedio, lo cual quiere decir que se deshicieron de sólo unos cuantos gramos de músculo. Perder grasa antes que músculo es crucial para bajar de peso en forma satisfactoria, porque el músculo quema calorías. En otras dietas suele perderse 75% de grasa y 25 de músculo; en la DS, casi toda la pérdida es de grasa. Ésta podría ser una de las razones de que mis estudios subsecuentes hayan demostrado que, a diferencia de la mayoría de quienes hacen otras dietas, los seguidores de la dieta DS no recuperan el peso que perdieron.

Su IMC bajó. El IMC promedio se redujo, a 29.9. Muchas de las personas clasificadas como *obesas* al principio del estudio fueron clasificadas con *sobrepeso* al final. Ésta es una mejora significativa, y beneficiosa para la salud: la disminución del IMC (de obesidad a sobrepeso) reduce el riesgo de enfermedades como deficiencias cardiacas (cuyo riesgo se duplica con la obesidad), diabetes, artritis y cáncer.

El incumplimiento fue mínimo. Nuestros registros indicaron que, en promedio, los participantes cubrieron el requisito de 500 calorías del día de dieta en 9 de cada 10 días de dieta de los dos meses del estudio.

Ésta fue para mí la demostración de que la dieta del día siguiente *puede* seguirse efectivamente en casa.

El colesterol se desplomó. Vimos grandes decrementos en colesterol total (21 puntos) y colesterol LDL (25 puntos), los cuales redujeron el riesgo de infarto y derrame cerebral.

Los participantes presentaron menor presión arterial. La presión arterial sistólica (el número más grande en la lectura de la presión, en reflejo de ésta cuando el corazón bombea sangre) descendió en promedio de 124 a 116. Una presión arterial baja significa menos riesgo de infarto o derrame cerebral.

Los participantes registraron menor ritmo cardiaco y un corazón más fuerte. La caída promedio de su ritmo cardiaco fue tangible, de 78 a 74 pulsaciones por minuto, señal segura de un corazón más fuerte y sano.

Mi conclusión científica: la dieta del día siguiente es una "estrategia dietética efectiva para que individuos obesos bajen de peso y se protejan de afecciones coronarias". Esto fue lo que escribí (con el lenguaje escueto y formal del discurso científico) en el *American Journal of Clinical Nutrition*.

En este libro enunciaré también las conclusiones de mis estudios de manera más personal y entusiasta: además de funcionar, ¡la dieta del día siguiente te hace mucho bien!

Historia de Paul:
"Tengo que cambiar de vida"

Pérdida de peso: 19 kilos

Las evidencias eran indiscutibles en el caso de Paul Hussein, abogado internacional residente en Londres y Suiza. De 1.83 metros de estatura y 97 kilos de peso, Paul se sentía culpable de su sobrepeso, y de que esa grasa extra —producto de comer demasiado, sobre todo alimentos altos en grasas— estuviera acabando con su salud. Padecía tantas agruras que cada vez que comía debía tomar antiácidos. Sufría dolor de espalda.

Tenía apnea del sueño y roncaba. Se sentía cansado todo el tiempo. Padecía diabetes tipo 2 y estaba en tratamiento para controlar el azúcar en la sangre. Además, era un sobreviviente de cáncer de colon.

En agosto de 2012, Paul vio el documental de la BBC *Eat, Fast and Live Longer* (Come, ayuna y vive más), que presentó mis investigaciones sobre el ayuno moderado en días alternos (término científico para la dieta del día siguiente) junto con otros métodos de ayuno intermitente. Él mismo nos contó qué sucedió después.

"Me dije: '¡Basta! Debo cambiar de vida, por mí, por mi esposa y por mis hijos. Tengo que ponerme a dieta y bajar de peso'."

Decidió seguir el patrón de dieta de dos días a la semana de Michael Mosley, conductor de ese documental: un ayuno moderado de 500 calorías dos días cualesquiera de la semana, con alimentación ilimitada los otros cinco.

Pero no dio resultado.

"No pude controlar mi alimentación ayunando sólo dos días a la semana", nos dijo Paul. "Comía tanto los días que no ayunaba que no bajé nada de peso."

Adoptó entonces la dieta del día siguiente. Y esta vez, el ayuno moderado sí funcionó. Después de casi un año de dieta, Paul pesa ahora 78 kilos, ¡19 menos que antes!

"Un día de ayuno seguido por uno de fiesta es la dieta perfecta para mí", dijo. Y adelgazar no es el único cambio positivo que él ha experimentado. Ya no ronca ni sufre acidez estomacal. Le duele menos la espalda. Su nivel de azúcar en la sangre se ha normalizado, y ya no necesita tomar medicina para la diabetes. En fin, en su más reciente chequeo médico el doctor lo dio de alta de su cáncer de colon.

"También he descubierto que pienso con más claridad cuando estoy en los tribunales", añadió. "Y no me siento cansado durante el día, como antes."

> Le preguntamos qué le gustaba comer el día de dieta. "Una simple sopa de verduras, o una pequeña pieza de pollo con una ración de cereales integrales como quinoa, con lo que me basta para sentirme bien. Si me da hambre, tomo un vaso de agua, o me distraigo haciendo otra cosa.
>
> "La dieta del día siguiente se ha convertido en parte esencial de mi vida diaria, y creo que nunca la voy a dejar."

2010, *Nutrition Journal*
No se come demasiado, el hambre desaparece y la actividad física no es un problema.[5]

Yo sabía ya que la dieta del día siguiente *surtía efecto* en personas obesas. Pero aún tenía que hacer algunas precisiones:

- ¿Cuánta hambre le daba a la gente el día de dieta? ¿Éste era un problema para continuar con la dieta?
- ¿La gente comía demasiado el día de fiesta?
- ¿Se sentía tan agotada el día de dieta que reducía su actividad física?

Para responder estas preguntas, analicé atentamente algunos datos de mi primer estudio, y descubrí lo siguiente:

No hay excesos el día de fiesta. Yo creí que los participantes obesos en mi estudio comerían mucho más el día de fiesta, para compensar la restricción calórica del de dieta, pero no fue así. En promedio, ingerían las mismas calorías de siempre, y hasta un poco menos, 95%. En otras palabras, ¡el día de dieta *no* era seguido por uno de excesos!

El hambre desaparecía gradualmente. Mis colegas y yo pedimos a los participantes calificar su hambre la noche de cada día de dieta, en una escala de 0 a 100; 0 era "nada" de hambre y 100 "muchísima". Luego de tres semanas de dieta, la calificación promedio fue de 60. Luego de cuatro, de 50, y luego de siete de 35. De hecho, tras dos semanas de dieta la mayoría de los sujetos dijeron que el día de dieta sentían escasa o nula hambre. Ésta fue otra buena noticia, porque el hambre persistente es lo que lleva a la mayoría a incumplir o dejar una dieta.

La satisfacción con la dieta se incrementaba semana a semana. Entre tanto, la satisfacción con la dieta aumentó en las ocho semanas del estudio. Con base en la misma escala de 0 a 100, los participantes reportaron un nivel de satisfacción de 35 en las primeras semanas, y de 50 en la octava. En otras palabras, su gusto por estar a dieta —y sin duda su orgullo de ver que seguían deshaciéndose de sus kilos extra— se elevó semana a semana. Estoy más que segura de que tú experimentarás lo mismo.

La actividad física no era un problema, ni siquiera el día de dieta. A lo largo del estudio medimos el nivel de actividad física pidiendo a los participantes usar un podómetro, aparato que mide el número de pasos que se dan en un día. Dos mil pasos equivalen a kilómetro y medio, y la mayoría de nosotros damos entre 4,000 y 7,000 pasos diarios.

Yo pensé que los participantes se sentirían menos vigorosos el día de dieta, y darían menos pasos. Pero no fue así. El número promedio de pasos el día de dieta y el de fiesta fue casi el mismo: 6,416 y 6,569, respectivamente. Una buena noticia más: ¡la dieta del día siguiente no reduce tu tren de actividad!

Mis conclusiones científicas: "Estos datos preliminares hacen concebir esperanzas para la implementación del ayuno en días alternos como estrategia de pérdida de peso a largo plazo en poblaciones obesas", escribí en *Nutrition Journal*. Había hecho muchos nuevos descubrimientos sobre la dieta del día siguiente:

- Las personas obesas podían limitar su alimentación a un platillo bajo en calorías y un refrigerio al día sin comer demasiado al día siguiente.
- El hambre desaparecía luego de dos semanas de dieta.
- La actividad física no decrecía el día de dieta.
- La reducción de peso era sostenida, constante y significativa.

Mi siguiente, muy importante pregunta: ¿esta dieta podía prevenir y revertir deficiencias cardiacas? La respuesta, como verás a continuación, fue un rotundo sí.

2010, *Obesity*
La dieta del día siguiente ayuda a prevenir y curar afecciones cardiovasculares, la causa # 1 de muerte en Estados Unidos.

Los participantes en mi primer estudio no sólo bajaron de peso; también subieron de salud.[6] Específicamente, obtuvieron protección adicional contra deficiencias cardiacas:

Una reducción de 21% en colesterol total. Su colesterol total descendió de 175 a 138 mg/dL (miligramos por decilitro), decremento promedio de 21%. Cada caída de 1% en colesterol total reduce en 2% el riesgo de deficiencias cardiacas, lo que significa que la dieta del día siguiente contrajo ese riesgo en un enorme 42%. ¡Éste no es un mal "efecto secundario" de una dieta exitosa!

Una disminución de 20 puntos en colesterol LDL. El LDL es el tipo de colesterol que puede acumularse en una pared arterial y obstruir el conducto, causando un infarto o derrame cerebral. Ocho semanas después, los participantes registraron una disminución promedio de LDL de 102 a 72 mg/dL. Esto los llevó directamente al nivel de 70 mg/dL que los médicos inducen en pacientes con riesgo de deficiencias cardiacas prescribiendo estatinas contra el colesterol como Lipitor o Zocor. (En lo personal, yo preferiría adelgazar que tomar una estatina, medicamentos de prescripción muy común asociados con fatiga, dolor muscular, pérdida de la memoria y otros problemas de salud.)

Los triglicéridos cayeron de 125 a 88 mg/dL. Al igual que el colesterol, los triglicéridos son una grasa en la sangre que puede aumentar tu riesgo de afecciones cardiacas. Los participantes en el estudio pasaron de un nivel de triglicéridos "normal" a "óptimo", definidos como tales por el National Cholesterol Education Program del gobierno estadunidense.

La presión sistólica se redujo de 124 a 116 mm Hg (milímetros de mercurio). Ocho puntos de decremento podrían no parecer demasiado, pero significaron la diferencia para algunos participantes hipertensos —a un paso del diagnóstico de presión alta— al alcanzar una presión arterial normal, inferior a 120.

Mi conclusión científica: "El ayuno moderado en días alternos puede reducir el riesgo de afecciones coronarias en individuos obesos", escribí en 2010 en *Obesity*, la publicación científica más importante del mundo en su género. Dado que las deficiencias cardiacas cobran la vida de seiscientos mil estadunidenses al año, éste es un hallazgo muy importante.

La dieta del día siguiente es inofensiva

Al paso de los años me han preguntado a menudo sobre la *inocuidad* de la dieta del día siguiente; después de todo, 500 calorías no parecen muchas. ¿Son tan pocas que los seguidores de la dieta DS podrían sufrir algún daño?

Tras estudiar a cientos de personas sometidas a la dieta DS, tengo el honor de afirmar que jamás he visto en ellas un *solo* problema de salud provocado por el muy bajo consumo calórico del día de dieta ni por la alimentación ilimitada del de fiesta. Ni uno solo.

De hecho, he visto precisamente lo contrario. Los factores de riesgo de deficiencias cardiacas se normalizan. El colesterol total y LDL se reducen. Los triglicéridos decrecen. La presión arterial desciende. Y sobre todo, desde luego, se bajan kilos, de 0.500 a 2.250 a la semana, dependiendo de lo que uno pese al comenzar la dieta. Kilos extra se asocian con mayor riesgo de docenas de afecciones y enfermedades, entre ellas el cáncer.

Al mismo tiempo, y a diferencia de lo que ocurre en casi todas las demás dietas, en ésta no se pierde músculo, el cual quema calorías, y el conservado no sólo permite bajar más pronto de peso durante la dieta, sino que además sienta las bases para mantener después ese peso bajo. Muchos estudios han asociado una mayor masa corporal magra (músculo) con la salud, e incluso con una vida más prolongada. Así, antes que representar una amenaza para la salud, la dieta del día siguiente constituye una mejora drástica de esta misma.

Claro que si padeces una afección crónica como una deficiencia cardiaca diagnosticada, diabetes tipo 2 o cáncer, o si estás bajo tratamiento, en particular para controlar el azúcar en la sangre, *debes consultar a tu médico antes de iniciar la dieta del día siguiente o cualquier otro programa para adelgazar.*

Como la mayoría de las dietas, la DS no es apta para mujeres embarazadas o que buscan estarlo. Tampoco lo es para quienes padecen diabetes tipo I, caso en que el ayuno moderado podría ser nocivo.

¿Y para los niños y adolescentes? Hoy, más de 30% de los jóvenes estadunidenses tienen sobrepeso o son obesos. ¿Ellos podrían beneficiarse de la dieta DS? El ayuno moderado de la dieta del día siguiente no es conveniente para el cuerpo en desarrollo de los chicos. No obstante, confío en poder desarrollar y estudiar una versión de la dieta del día siguiente para adolescentes. ¡No se desconecten, papás!

En suma, la dieta del día siguiente es inofensiva para casi todos.

2012, *Metabolism*[7]
¡La dieta del día siguiente da resultado aun si consumes alimentos altos en grasas!

En mis dos primeros estudios sobre la dieta del día siguiente, los participantes consumieron el día de dieta alimentos bajos en grasas, porque frutas, verduras, cereales integrales y frijoles proporcionan más fibra (que llena mucho) por menos calorías. Sin embargo, la dieta de la mayoría de los estadunidenses *no es* baja en grasas. Muy por el contrario, es alta en grasas, de las que procede de 35 a 45% de su consumo calórico.

Pero como yo quería que la dieta del día siguiente fuera efectiva para todos, debía saber si lo sería para quienes el día de dieta consumieran alimentos altos en grasas sin rebasar el límite de 500 calorías. Con este fin, estudié a 32 personas obesas, a dieta del día siguiente durante ocho semanas. El día de dieta, 16 de ellas consumían alimentos altos en grasas, que aportaban 45% de su consumo calórico. Las otras 16 ingerían alimentos bajos en grasas, que aportaban 25% de ese consumo. Nosotros preparamos los alimentos de ambos grupos, para controlar el contenido de grasas.

Los resultados:

¡Quienes ingerían el día de dieta alimentos altos en grasas adelgazaron MÁS que los que seguían una dieta baja en grasas! En efecto: tras ocho semanas a dieta, los primeros habían perdido más peso que los segundos, 4.3 contra 3.7 kilos.

Tenían menos barriga. Ambos grupos redujeron su cintura en 7.5 centímetros. Las grasas dietéticas no volvieron más gordo a nadie.

Presentaron un corazón más sano. Los dos grupos registraron saludables decrementos en colesterol total, colesterol LDL y triglicéridos.

Mi conclusión científica: "Una dieta de ayuno en días alternos/alta en grasas es igualmente efectiva que una de ayuno en días alternos/baja en grasas para que sujetos obesos bajen de peso y reduzcan los factores de riesgo de afecciones coronarias", escribí en la revista *Metabolism*.

¿Por qué quienes consumían una dieta alta en grasas bajaron más? Bueno, porque eran un poco menos propensos a infringir el día de dieta, incumpliendo en 13% de los casos contra 22% del otro grupo. Y creo probable que lo hayan sido justo *porque* su dieta era alta en grasas, y por tanto más sabrosa y satisfactoria.

En suma, la dieta del día siguiente funciona aun si el día de dieta consumes alimentos altos en grasas. En lo relativo a bajar de peso, no es la grasa lo que hace la diferencia. Ni los carbohidratos. Ni las proteínas. Son las calorías. Si te atienes al límite de 500 calorías el día de dieta, bajarás de peso.

2013, Obesity[8]
La combinación de dieta DS y ejercicio es inmejorable para la pérdida de peso y un corazón sano.

Mis primeros estudios revelaron que la gente no reduce su actividad física, ni en el día de dieta ni en el de fiesta, cuando hace la dieta del día siguiente. El ayuno moderado no alteró su capacidad de movimiento. Pero, me pregunté, ¿cuál sería el efecto de combinar la dieta del día siguiente con el ejercicio; es decir, no con la actividad física diaria, sino con un ejercitamiento regular? ¿La gente perdería más peso que sólo haciendo dieta? ¿Su corazón sería más sano aún? Mi estudio siguiente sobre la dieta del día siguiente intentó responder estas preguntas, comparando a personas que seguían la dieta DS con otras que hacían lo mismo y además se ejercitaban.

Leerás todo acerca de este estudio en el capítulo 6, "Dieta del día siguiente y ejercicio", pero he aquí la superpositiva conclusión: al final del estudio, quienes siguieron la dieta DS e hicieron ejercicio bajaron el doble de peso, tenían más músculo, eliminaron más grasa en el vientre, redujeron su colesterol LDL y elevaron su colesterol HDL. El otro grupo sólo redujo su colesterol LDL.

Mi conclusión científica: la combinación de dieta del día siguiente y ejercicio "produce cambios de peso, composición física [músculo y grasa] e indicadores lípidos [de grasas en la sangre] de riesgo de deficiencias cardiacas superiores a los de un tratamiento simple", escribí en *Obesity*.

O, para decirlo menos científica y más sencillamente, si tú quieres obtener resultados óptimos, sigue la dieta del día siguiente y haz ejercicio.

2013, ObesityWeek (congreso científico anual de la Obesity Society, editora de la revista *Obesity*, en el que presenté una ponencia)

Mi investigación auspiciada por los NIH demuestra que el programa de éxito de cada tercer día da resultado, ¡porque no recuperas el peso que acabas de perder!

Como he señalado varias veces en este capítulo, la triste realidad de la reducción de peso es que casi nunca es permanente. En un estudio publicado en el *International Journal of Obesity*, sólo 3% de las personas analizadas no volvieron a subir de peso en cinco años. Otros estudios son un poco más positivos (aunque no mucho); estiman que de 80 a 90% de los participantes recuperan todo el peso que perdieron.[9]

Por desgracia, la mayoría de los libros de dietas ignoran este hecho. O emiten un dictamen entusiasta pero infundado de cómo mantendrás tu peso después de la dieta. Igual podrían pedirte que creas en Santa Claus. Desde mi punto de vista, todo libro que no te ofrezca un programa científicamente comprobado y basado en evidencias que te permita *mantener* el peso que alcanzaste en la dieta —y esto abarca a casi todos los libros de dietas, entre ellos la mayoría de los que tratan del ayuno intermitente— no hace sino prepararte a una decepción, para no hablar de los problemas de salud que podrían acompañar a la recuperación del peso perdido. *La dieta del día siguiente* no es un libro de ese tipo. Incluye el programa de éxito de cada tercer día, del que leerás en detalle en el capítulo 7.

En noviembre de 2013, meses después de haber terminado de escribir este volumen y seis semanas antes de su publicación, reporté los resultados preliminares de ese estudio en el congreso anual ObesityWeek, el simposio sobre obesidad y pérdida de peso más prestigioso del mundo.

Los sujetos sólo recuperaron medio kilo de peso. En los seis primeros meses del estudio, numerosas personas sometidas a la dieta del día siguiente perdieron mucho peso (hasta 20 kilos). En los seis meses posteriores, los seguidores de la dieta continuaron con el programa de éxito DS. Mis resultados preliminares indicaron que estas personas recuperaron en promedio 0.500 kilos. Entre tanto, el grupo de control —de quienes hicieron durante seis meses una dieta diaria estándar de restricción de calorías y después la dejaron— recuperó en promedio 2.250 kilos.

Me complace asimismo informar que todos los beneficios cardiacos de la dieta del día siguiente —menos colesterol LDL, menos triglicéridos y menos barriga— se mantuvieron en el programa de éxito DS. Los participantes registraron también menores niveles de azúcar e insulina en la sangre, señal de que ya eran menos propensos a desarrollar diabetes tipo 2.

El viaje del sótano de Berkeley a una investigación multimillonaria de tres años patrocinada por los NIH ha sido largo: del foco de una idea fresca a la luz al final del túnel para millones de personas que no han bajado de peso con otras dietas, o que lo han hecho sólo para verlo retornar a ellas.

Mis muy completas investigaciones demuestran que la dieta del día siguiente es una manera singular y efectiva de bajar de peso y no volver a subir, sin privación diaria, hambre ni reglas complejas y difíciles de seguir. Demuestran también que esta dieta puede ayudar a prevenir y revertir varios factores de riesgo de afecciones cardiovasculares, la causa número 1 de muerte entre los estadunidenses. Y con todas estas positivas investigaciones en mi haber, puedo hacer tranquilamente un pronóstico del peso que tú perderás con la dieta DS.

Pérdida de peso semanal, mensual y total: el pronóstico DS

Estoy segura de que en este momento te estás haciendo una gran pregunta: "¿Cuánto puedo bajar con la dieta del día siguiente?". Me satisface informarte que puedes bajar:

5 kilos al mes. En mi investigación más reciente, muchos seguidores de la dieta DS bajaron hasta 5 kilos en las cuatro primeras semanas, o 1.250 kilos a la semana, el augurio expresado en la cubierta de este libro.

Hasta 22 kilos. En mis estudios de dos y seis meses, algunos participantes bajaron hasta 22 kilos.

Claro que nada *garantiza* cuánto vas a adelgazar con la dieta DS. En mis estudios, la tasa de reducción dependió del peso inicial de los participantes (entre más pesado seas, más bajarás), su nivel de motivación e incluso la temporada del año en que se realizó la investigación (es más difícil bajar de peso en vacaciones). Pero si el día de dieta consumes 500 calorías y el de fiesta todas las que quieras y te ciñes a este patrón, es casi seguro que *adelgazarás* a una tasa constante, hasta alcanzar tu meta de pérdida de peso, sea ésta de 5, 11, 22 o 44 kilos, o más.

Y cuando hayas alcanzado tu meta, habrá llegado el momento de implementar el programa de éxito de cada tercer día, método de por vida para no recuperar el peso que acabas de perder. En el capítulo 7 conocerás los detalles prácticos de este programa de éxito. ¿Qué esperas entonces? ¡Comencemos!

¡DS tan fácil como el 1, 2, 3!

1. La dieta del día siguiente se funda en años de *pruebas científicas* rigurosas.
2. La dieta del día siguiente *se basa en evidencias*.
3. Los resultados de la dieta del día siguiente son una *realidad*.

---

2 Día de dieta
500 calorías resultan fáciles, si son cada tercer día

omo otros **nutriólogos,** cuando yo redacto mis estudios para su publicación en revistas, casi nunca uso la palabra *calorías*. En cambio, digo *energía*, porque una caloría es eso: el monto de energía necesario para aumentar en un grado Celsius la temperatura de un kilogramo de agua. Sí, una caloría es una unidad mensurable de calor, de energía, de *combustible*. Si tú ingieres más calorías de las que tu cuerpo puede quemar, las almacenarás (usualmente como grasa) y subirás de peso. Si ingieres menos calorías de las que tu cuerpo necesita para funcionar, quemará calorías, y bajarás de peso.

Las calorías son las matemáticas despiadadas de un alimento, un platillo; de una vida de esbeltez, o de una lucha eterna con el peso. En consecuencia, las *contamos*, usando libros, aplicaciones, etiquetas de alimentos y menús. Y las *calculamos mal*, engullendo un alimento bajo en grasas para quitarnos unos kilos de encima pero pasando por alto el hecho de que podría estar repleto de endulzantes altos en calorías. Igualmente, *debatimos* sobre ellas; un puñado de expertos alega que las calorías de macronutrientes como los carbohidratos se queman diferente a las de otros, como proteínas o grasas, lo que genera un sinfín de variaciones de dietas bajas en carbohidratos/altas en proteínas o altas en carbohidratos/bajas en proteínas.

En mi opinión, todas esas dietas son altas en moda/bajas en resultados. Como científica que ha dedicado su vida profesional a estudiar la restricción de calorías, puedo decirte con 100% de seguridad que si tú

45

consumes alimentos que contienen menos energía (calorías) de la que tu cuerpo requiere, quemarás la energía (calorías) acumulada y bajarás de peso. Esto es un hecho científico, como la ley de la gravedad. Llamémosla la ley de las calorías.

La dieta del día siguiente te ayudará a obedecer la ley de las calorías en una forma totalmente nueva. No te pide conocer y rastrear la cantidad exacta de calorías de cada alimento y bebida que ingieres. (¡Buena suerte!) No te pide privarte a diario de calorías, dejándote hambriento y frustrado. La dieta del día siguiente tiene una regla muy simple basada en calorías:

> *Consume 500 calorías un día (de dieta) y todas las que quieras al siguiente (de fiesta).*

En este capítulo se presentarán los detalles prácticos del día de dieta: cómo pasar venturosamente esa fecha con un mínimo (o nada) de hambre y un máximo de vivacidad. ¿Quieres empezar a quemar calorías y bajar de peso? Nada como el día de dieta.

¿Cuánto puedes bajar?

Cuando no estás a dieta —cuando tu patrón alimenticio diario apunta a *mantener* tu peso—, es probable que consumas entre 2,000 y 2,500 calorías diarias. (La dosis diaria de calorías recomendada por el gobierno estadunidense es de 1,600 a 2,400 para las mujeres, dependiendo de su edad y actividad, y de 2,000 a 3,000 para los hombres.)

Cuando estás a dieta —cuando quieres quemar más calorías de las que consumes y bajar unos kilos—, te sometes al patrón alimenticio que los nutriólogos llaman *restricción de calorías*, limitando usualmente tu ingesta diaria de 1,000 a 1,500 calorías. Algunas personas, sin embargo, deciden consumir aún *menos*. ¿Por qué?

Quizá sean demasiado obesas, con 45 kilos por bajar o más. Quizá quieran perder peso muy rápido. Así, siguen una *dieta muy baja en calorías*, con un consumo diario de 800.

Y luego está la dieta del día siguiente, en la que el día de dieta consumes 500 calorías. ¿Es esto realizable? ¿E incluso inofensivo? Sí. Sorprendentemente, 500 calorías pueden procurar una comida suculenta: uno o hasta dos platillos al día, que te dejan satisfecho, y un refrigerio. ¿Esto te parece difícil de creer? Echa un vistazo entonces a las riquísimas recetas y sugerencias de platillos de los capítulos 4 y 5. Pronto comprobarás que el día de dieta es más que realizable: delicioso.

A algunos les da hambre el día de dieta durante la primera o dos primeras semanas de la dieta DS. (Más adelante encontrarás muchos consejos para remediar los retorcijones de hambre de esas primeras semanas.) Sin embargo, mis estudios demuestran que el hambre se resuelve rápidamente: los participantes han reportado *no* tenerla el día de dieta luego de dos semanas a régimen. Sencillamente desaparece.

En suma, las experiencias de cientos de seguidores de la dieta DS indican que un día de ayuno moderado no es tan difícil, en particular si le sigue uno de auténticas delicias.

¿Por qué 500 calorías?

Como expliqué en el capítulo 1, mis primeras investigaciones científicas sobre el ayuno en días alternos para bajar de peso —génesis de la dieta del día siguiente— fueron con ratones. En ellas se probaron diferentes niveles de restricción de calorías en días alternos, para determinar el nivel perfecto de una saludable reducción de peso. Probé 75% del consumo calórico normal; 50%, e incluso 0%, ayuno total. Y el nivel ganador fue 25%.

En 25%, los ratones alcanzaban el monto *máximo* de pérdida de peso y el nivel *mínimo* de pérdida de músculo. En otras palabras, perdían grasa, pero no músculo. Y retener éste estando a dieta es indispensable para la salud y el mantenimiento de peso a largo plazo. Asimismo, 25% de calorías produjeron también las mejores reducciones en factores de riesgo de deficiencias cardiacas y diabetes tipo 2.

Subsecuentemente, mis estudios con personas han confirmado que 25% es la proporción perfecta para la dieta del día siguiente: 500 calorías, si ingieres normalmente 2,000 diarias. En ese porcentaje, bajas de peso en forma rápida, sana y constante. Obviamente, 25% del consumo calórico normal representa una cifra diferente para personas diferentes. Si eres hombre, mides 1.90 metros y pesas 93 kilogramos, el nivel normal de calorías que quemas es muy distinto al de si eres mujer, mides 1.60 y pesas 68 kilos; entre más corpulenta es una persona, más calorías necesita para sostener su peso. En mis estudios científicos con grupos de personas, determinamos cuidadosamente el 25% de consumo calórico normal de cada participante, usando una fórmula precisa y confirmando el resultado con una prueba médica sofisticada.

Lamentablemente, a ti no te puedo ofrecer esa determinación personalizada del 25% de tu consumo calórico normal; esto es sencillamente imposible fuera de un experimento científico controlado. Pero he aquí lo bueno: la dieta DS *no* requiere una versión individualizada para surtir efecto. ¿Por qué? Porque mis estudios me han permitido establecer un consumo calórico promedio constante para el día de dieta: 480 calorías en mujeres y 520 en hombres. Y no necesitas un título en matemáticas para saber que el promedio de estas dos cantidades es 500, lo cual quiere decir que

- 500 calorías el día de dieta es el monto de consumo promedio entre los cientos de personas que han participado en mis estudios y bajado de peso;
- 500 calorías es el nivel *científicamente comprobado* para una reducción de peso eficiente, y
- 500 calorías es el nivel que *funciona*, peses lo que peses al iniciar la dieta del día siguiente. Y, en efecto, deberás pesarte entonces, y todos los días subsiguientes.

Ocho sugerencias para que el día de dieta dé resultado

Sugerencia 1: pésate a diario

¿Qué tan seguido debes revisar tu peso cuando haces la dieta del día siguiente? En mis estudios alentamos a los participantes a pesarse *todos los días*, y a promediar el peso del día de dieta y el de fiesta más recientes. Por ejemplo, si la mañana del día de dieta pesas 67 kilos y la del día de fiesta 68, tu peso vigente es de 67.500.

¿Por qué creo que debes pesarte todos los días? Quizá hayas oído decir que *no es bueno* que te subas a la báscula cada mañana, porque descubrir que no has bajado mucho de peso podría desanimarte, o porque hacerlo te obliga a concentrarte en el éxito a corto plazo, no en la reducción permanente de peso. Pero los estudios científicos indican otra cosa. Son probáscula. He aquí algunos resultados muy reveladores:

Después de un mes de pesarse, los participantes habían bajado 1.400 kilos extra.[1] Cuando investigadores del Minneapolis Heart Institute estudiaron seis meses a 100 personas obesas, descubrieron que perdían 0.500 kilos más por cada 11 días de pesarse. En otras palabras, si te pesas todos los días de un mes, perderás *1.400 kilos más* que quien no lo hace. De hecho, los sujetos que se pesaron fueron *10 veces más propensos* a perder al menos 5% de su peso en los seis meses del estudio. "Pesarse puede ser una estrategia para mejorar […] los programas de adelgazamiento", escribieron los investigadores en el *American Journal of Preventive Medicine*. ¡Estoy de acuerdo!

Cuando esos mismos investigadores examinaron 12 estudios sobre el acto de pesarse y el adelgazamiento, hallaron que 11 demostraban que pesarse se asocia con más pérdida y mejor mantenimiento de peso, lo mismo que con no tener sobrepeso en primer término.

Pesarse a diario duplica el adelgazamiento. En un estudio de dos años sobre más de 1,200 personas obesas de científicos de la Marshfield Clinic Research Foundation en Wisconsin, reportado en el *International Journal of Behavioral Medicine*, quienes se pesaron diariamente adelgazaron más del doble que quienes lo hicieron cada mes.[2]

Quien se pesa consume ese día 347 calorías menos. Un equipo de científicos de la University of North Carolina estudió seis meses a 91 personas con sobrepeso, en un experimento sobre el acto de pesarse.[3] Quienes lo hicieron a diario ingerían en promedio 347 calorías menos que quienes lo hacían cada semana. Asimismo, perdieron mucho más peso, ¡8 kilos contra 0.400! Los investigadores advirtieron igualmente que los participantes que se pesaban a diario *gustaban* de hacerlo. Pienso que a ti te pasará lo mismo, porque tu báscula te da la retroalimentación más importante y positiva de todas: ¡la de que bajas sostenidamente cuanto quieres! Sin embargo, pesarte a diario es importante no sólo para *adelgazar*; también para *no volver a subir*.

Quien no se pesa con regularidad, recupera 4.5 veces más peso. Investigadores del Department of Psychology de la Drexel University realizaron un estudio de un año con 3,000 personas que habían bajado 14 kilos y que intentaron no recuperarlos en ese periodo, y reportaron sus hallazgos en *Obesity* en 2007.[4] Al iniciar el estudio, 36% dijo pesarse al menos una vez al día, y registró el menor índice de masa corporal (IMC, medida estándar de la grasa en el cuerpo). Asimismo, obtuvo las calificaciones más altas en pruebas psicológicas para medir la capacidad de tomar decisiones alimenticias racionales.

Un año después, los investigadores descubrieron que el cambio en la frecuencia de pesarse durante el año del estudio coincidía *por completo* con la cantidad de peso recuperado:

- Quienes se pesaron menos recuperaron 4 kilos.
- Quienes se pesaron igual recuperaron 2.
- Quienes se pesaron más recuperaron 1.

"Pesarse sistemáticamente puede ayudar a los individuos a no engordar, porque les permite detectar el peso recuperado antes de que se incremente, y hacer cambios de conducta para prevenir una recuperación adicional", concluyeron los investigadores en *Obesity*.

Ésta es ciertamente mi experiencia, y la de Bill, mi coautor. Mientras yo reducía calorías para adelgazar tras mi embarazo, descubrí que pesarme me ayudaba a incumplir menos. Pensaba: "Sí, se me antoja esa cucharada extra de helado, ¡pero mañana tendré que vérmelas con la báscula!". Bill también es adepto a pesarse a diario, gracias a lo cual, asegura, sigue pesando lo mismo que cuando estaba en la universidad. Si las cifras de la báscula empiezan a subir, él se encarga de aminorar su consumo calórico. Como coach de salud, aconseja a sus pacientes hacer lo mismo.

Pesarse a diario es valioso. En otro estudio, investigadores de la University of Minnesota rastrearon dos años a más de 3,000 personas, algunas de las cuales seguían un programa de pérdida y otras de mantenimiento de peso. Quienes se pesaron más en esos dos años *bajaron más y recuperaron menos peso* en sus respectivos programas.[5]

"Pesarse a diario es valioso para quienes quieren bajar de peso o no recuperarlo", escribieron los investigadores en los *Annals of Behavioral Medicine*. "Esa práctica debe enfatizarse en los mensajes de salud clínica y pública de control de peso." (¡Por eso yo la estoy enfatizando aquí!)

¿*A qué hora* debes pesarte? Hazlo a la misma hora todos los días, porque el peso varía durante la jornada. Inmediatamente después de levantarte —antes de comer o beber cualquier cosa— es lo ideal.

Historia de Fred:
"Esta dieta ha sido perfecta para mí"

Pérdida de peso: 14 kilos

"La dieta del día siguiente ha sido perfecta para mí", nos dijo Fred Lang, consultor de mercadotecnia en Chicago. "Cuando no estoy a dieta, normalmente no desayuno, y como y ceno tarde. Así que cuando me enteré de los días de dieta y de fiesta, me dio la impresión de que este patrón alimenticio se ajustaba perfectamente a mi estilo de vida. Y así fue. Me fue muy fácil hacer una sola comida el día de dieta, y relajarme y comer lo que quisiera el de fiesta. El día de dieta tomaba mucha agua,

---

para calmar mi hambre. También tomaba refrescos light, mascaba chicle y bebía la ocasional taza de café, todo lo cual tiene cero calorías. Hacía una comida —por lo general un platillo de Lean Cuisine, que eran muy buenos— y tomaba más tarde un rico refrigerio. Además sabía que, por mucha hambre que sintiera, al día siguiente comería en abundancia.

"Claro que yo no tenía mucho sobrepeso; mido 1.80, y entonces pesaba 86 kilos. Pero tras doce semanas de dieta DS, perdí *todo* mi peso extra: bajé 14 kilos, y ya pesaba 72. ¡Sobra decir lo felices que estamos mi esposa y yo!".

Sugerencia 2: come o cena (pero no desayunes)

Todos los participantes en mis estudios sobre la dieta del día siguiente han comido *a mediodía* el día de dieta. No es que yo crea que hacerlo así sea crucial para bajar de peso. Más bien, usar de un estudio a otro la misma hora de comer el día de dieta me ha permitido comparar los resultados de mis diversas investigaciones, sin introducir otra variable científica (hora de comida) que complicaría esas comparaciones.

Si tú quieres igualar la metodología de mis estudios; si deseas estar totalmente seguro de que tu patrón alimenticio es el mismo que ha demostrado ser científicamente capaz de producir una reducción de peso constante y significativa, come *a mediodía* el día de dieta.

No obstante, es muy probable que el éxito de la dieta DS no se asocie con comer a mediodía. Se asocia con el ayuno moderado el día de dieta, y una alimentación ilimitada el de fiesta. Así, si prefieres *cenar* el día de dieta —y disfrutar de la compañía de tu cónyuge, familiares o amigos—, hazlo. Pero te prevengo enfáticamente contra el *desayuno* como comida principal el día de dieta, porque es probable que a la hora de cenar tengas tanta hambre que no te puedas limitar a 500 calorías. Justo ahora estoy haciendo un estudio en que en el día de dieta se come o cena indistintamente, para ver si quienes sólo comen o cenan adelgazan por igual. Así que, como ya dije, ¡no te desconectes!

Sugerencia 3: ¡no cuentes calorías!

Una de las maravillas de la dieta del día siguiente es que es increíblemente fácil de seguir: todo lo que tienes que hacer es consumir 500 calorías el día de dieta y todas las que quieras el de fiesta. No conozco a nadie a quien le guste contar calorías, aun con las nuevas apps de los teléfonos inteligentes que facilitan un poco este proceso, como Lose It! o MyFitness Pal.

Contar calorías hace pensar que en cada comida debes tener a la mano una calculadora, y que comer es una competencia en la que eres tanto concursante como quien lleva el marcador y siempre estuvieras a punto de ser (y sentirte) derrotado. En pocas palabras, es un fastidio, del que sería preferible que te deshicieras. La comida es para *disfrutarse*, no para tabularse.

Las recetas y consejos de este libro no te imponen un complejo conteo de calorías mientras practicas la dieta del día siguiente, porque nosotros ya hemos hecho por ti todo el conteo por adelantado.

El día de dieta consumes calorías dos veces: al comer o cenar (400 calorías) y al ingerir tu refrigerio (100 calorías). Y hay dos maneras en que puedes hacerte cargo de tu comida el día de dieta.

Puedes prepararla tú mismo, en cuyo caso el capítulo 4 te será muy útil. Proporciona 28 días de comidas de 400 calorías, 28 días de cenas de 400 calorías y 28 días de refrigerios de 100 calorías, 84 recetas capaces de brindar *meses* enteros de días de dieta plácidos.

Supongamos que tu propósito de Año Nuevo es bajar 9 kilos, y que inicias la dieta del día siguiente el lunes 2 de enero. En enero tendrás 15 días de dieta, y en febrero 14. Si eliges comer a mediodía como tu comida del día de dieta, las recetas de comidas del capítulo 4 te guiarán por dos meses de dieta. Si decides cenar el día de dieta en marzo y abril, esas recetas te guiarán por casi dos meses más de días de dieta.

En otras palabras, el capítulo 4 contiene recetas suficientes para *cuatro meses* de días de dieta, sin tener que contar nunca una sola caloría ni probar dos veces la misma receta. Y como esas recetas son sencillas (ninguna tiene más de siete ingredientes), rápidas (sus tiempos de cocción y preparación son siempre de menos de 30 minutos) y sabrosas, todo está listo para un par de meses de días de dieta desahogados (y hasta divertidos).

O bien, puedes optar por calentar en el horno de microondas alguno de los platillos del capítulo 5. Muchos de los platos congelados de hoy son prodigios del ingenio culinario del siglo XXI, y ofrecen el máximo de sabor y nutrición. También son perfectos para una dieta DS superfácil, ya que la etiqueta te dice exactamente cuántas calorías contienen. En el capítulo 5 enlistamos docenas de platillos congelados de 400 calorías o menos. Y proporcionamos un plan de platillos de días de dieta para dos meses, en el que éstos se organizan en formas diversas y apetitosas. Si quieres hacer dieta más de dos meses con platillos congelados, repite el plan.

Muchos participantes en mis estudios prefieren para su día de dieta la facilidad y sencillez de los platillos congelados, y quizá a ti te pase lo mismo. No tendrás que pensar dos veces (y ni siquiera una) en calorías, y la preparación te quitará unos cuantos segundos.

Sugerencia 4: haz un plan para el día de dieta, y cúmplelo

¿Cuál fue el mayor error el día de dieta de los participantes en mis estudios? No saber *exactamente* qué iban a comer al llegar la hora de hacerlo. Porque si tienes hambre, es probable que ingieras más de 500 calorías.

Hay un modo fácil de evitar esa equivocación: elige tu comida o cena (y tu refrigerio) la *noche anterior* al día de dieta, y duerme con la seguridad de que el siguiente será un día de dieta muy afortunado.

Sugerencia 5: no hagas minicomidas

En mis largos años de investigar la dieta DS, muchos participantes me han preguntado si es posible dividir las calorías de su día de dieta en varias minicomidas bajas en calorías. De esta manera, discurren, podrían comer todo el día, y sentir menos hambre. Mi respuesta es siempre no. Y tengo una muy buena razón para ello: ¡quiero que los sujetos de mis estudios realmente bajen de peso!

El problema de hacer minicomidas el día de dieta —tres de 150 calorías, por ejemplo— es que la mayoría de nosotros tendemos a calcular mal las calorías. Podrías *estimar* 150 calorías en un plato que en verdad contiene 200, 250 o más. Así que en vez de hacer una comida de 400 calorías el día de dieta y tomar un refrigerio de 100, harás tres minicomidas de 200, 250 o 300 calorías, ingerirás mucho más de 500 y aminorarás el ritmo y cantidad de tu reducción de peso. Si, en cambio, haces una sola comida al día, sólo tienes una oportunidad de calcular mal las calorías. Y si te equivocas una vez al día —consumiendo tal vez 100 calorías de más—, no pasa nada.

Sin embargo, hay una excepción a esta regla. Cuando preparas y consumes una comida o cena del capítulo 4 o un platillo congelado del 5, conoces la cantidad *exacta* de calorías que ingieres, porque nosotros hemos sumado las de la receta o aparecen en la etiqueta de los alimentos o refrigerios congelados. Siéntete entonces en libertad de consumir tu platillo como quieras: todo de una vez; una mitad en la comida y la otra en la cena, o dividido en tercios. No creo que esta estrategia sea ideal, porque no refleja los procedimientos comprobados de mis estudios. Pero estarás seguro de ingerir menos de 500 calorías, así que cumplirás la dieta del día siguiente.

Las proteínas pegan duro

Las proteínas son un medio muy eficaz de combatir el hambre y sentirte lleno más tiempo. En el marco de una dieta de restricción de calorías, investigadores de la University of Missouri dividieron a 27 hombres con sobrepeso en grupos de consumo alto y normal de proteínas. El grupo de alto consumo se sentía dos veces más lleno durante el día que el de consumo normal. "Estos datos respaldan el alto consumo de proteínas, no una mayor frecuencia alimenticia, como forma de control del apetito y la saciedad [llenazón] [...] en la pérdida de peso inducida por restricción de calorías", concluyeron los investigadores.[6]

En un estudio similar de investigadores del University of Kansas Medical Center igualmente publicado en *Obesity*, 13 personas obesas hacían tres o seis comidas al día, de contenido normal o alto de proteínas.[7] También en este caso, comer con más frecuencia no redujo el hambre de los participantes, pero consumir proteínas sí. De hecho, hacer seis comidas al día resultó en "menor llenazón diaria"; quienes comían más frecuentemente sentían más hambre a lo largo del día.

En suma, las proteínas son cruciales para sentirse lleno y engañar al hambre. Su capacidad para dominar el hambre es la causa de que muchas de las recetas del capítulo 4, como el sándwich de pavo y aguacate, y muchos de los alimentos congelados del 5, como la pizza de pepperoni, abunden en proteínas.

Nota final: no recurras a las barras de proteínas para calmar tu apetito. Además de tener demasiadas calorías para la dieta del día siguiente, contienen endulzantes artificiales, que pueden estimular el apetito. Más adelante se detallarán las desventajas de esos endulzantes.

Historia de Paul:
"Descubrí que ayunar en días alternos es increíblemente fácil"

Pérdida de peso: 22 kilos

Paul Gower, de 52 años de edad, trabaja en el Fire Safety Department de Malvern, Worcestershire, Inglaterra. El día de dieta limita su alimentación a varias tazas de caldo de res, agua, cuatro o cinco tazas de café y verduras crudas, como tallos de apio. "Si como más, me es muy difícil dejar de comer", nos dijo. Pero esa versión del día de dieta le ha dado excelentes resultados. En agosto de 2012, cuando emprendió la dieta del día siguiente, Gower, de 1.80 metros de estatura, pesaba 105 kilos. Después de un año a dieta, pesa 83.

"Descubrí que ayunar en días alternos es increíblemente fácil", dijo. "Lo más difícil de la dieta es que yo hago de comer para mi familia; siempre he cocinado, y me encanta hacerlo. Al principio les servía y me marchaba. Ahora me siento con ellos, bebo mi caldo de res y como mis tallos de apio, y me las arreglo bien."

De hecho, los días de dieta son tan fáciles que apenas si piensa en ellos. "Casi ni los noto, de tan rutinarios que ya son para mí", dijo. "Sé que al día siguiente podré comer lo que quiera, ¡y lo hago! He probado muchas otras dietas durante años, y ésta es la que me funciona mejor."

Sugerencia 6: *no escatimes grasas*

La mayoría de las dietas te exigen cambiar no sólo la cantidad, sino también el *tipo* de alimentos que consumes. Si haces una dieta paleolítica, no puedes comer cereales, frijoles ni productos lácteos. Si haces la Atkins, reduces carbohidratos. Una dieta basada en hierbas y verduras, o vegana, te prohíbe comer carnes rojas, pescado, productos lácteos y huevos. Si haces la dieta Ornish, restringes las grasas. Si optas por la Zona, combinas macronutrientes, calibrando cuidadosamente cada comida para que incluya 40% de carbohidratos "buenos", 30% de grasas y 30% de proteínas. Y el último grito de la moda en dietas —como la de los 17 días y la Dukan— restringe alimentos en etapas, fases y ciclos complejos que imponen un cambio completo de hábitos alimenticios cada tantas semanas.

La dieta del día siguiente *no* hace demandas dietéticas complicadas. El día de dieta puedes seguir tu plan alimenticio vigente, sea cual sea. No tienes que reabastecer tu refrigerador ni tu alacena y comer como no lo has hecho nunca. El día de dieta consiste en ingerir menos *calorías*, no una extraña mezcla de macronutrientes o un menú confuso de alimentos "permitidos" y "prohibidos".

En suma, el día de dieta puedes comer lo que quieras, mientras consumas sólo 500 calorías. Y por "lo que quieras" entiendo *lo que quieras*, incluidos alimentos altos en grasas.

No me agrada que los seguidores de la dieta DS padezcan lo que Bill, mi coautor, y yo llamamos *lipidofobia*: temor a las grasas dietéticas. De hecho, te *exhorto* a consumir el día de dieta alimentos altos en grasas. Sé que esto parece una herejía, pero es el método probado para maximizar el éxito de la dieta DS. Como recordarás, en el capítulo 1 expliqué que en algunos de mis estudios se ha explorado si consumir el día de dieta alimentos altos o bajos en grasas influye en cuánto bajas. En uno de ellos, dividí a los participantes en dos grupos: uno ingería el día de dieta alimentos altos en grasas, y el otro alimentos bajos en grasas. El primero (con una dieta de 45% de grasas, 15% de proteínas y 40% de carbohidratos) obtuvo los resultados siguientes:

- Perdió 17% más peso.
- Perdió 32% más grasa.
- Ganó 8% en músculo (masa corporal magra), contra 0% del otro grupo.

Teoricé entonces, respecto al poder reductor de kilos y grasa de una dieta alta en grasas, que el grupo bajo en grasas se había sentido privado, e incumplido el día de dieta. Cuando mis colegas y yo analizamos los datos, descubrimos que así era; quienes el día de dieta consumían alimentos bajos en grasas incumplieron la dieta cerca de *dos veces* más que el otro grupo.

De modo que adelante: disfruta los alimentos altos en grasas, el día de dieta y el de fiesta. Son deliciosos y te dejarán satisfecho; y, como sugieren las investigaciones, ¡hasta te harán bien! En seguida aparecen algunos ejemplos de alimentos altos en grasas y sus beneficios.

A mayor aceite de pescado, una vida más larga. Un estudio de investigadores de la Harvard School of Public Health reveló que adultos mayores con altos niveles en la sangre de ácidos grasos omega 3 —DHA (*docosahexaenoic acid*, ácido docosahexanoico) y EPA (*eicosapentaenoic acid*, ácido eicosapentanoico), propios del aceite de pescado— tenían 27% menos riesgo de muerte por cualquier causa, sobre todo porque menos de ellos morían de deficiencias cardiacas, que cuestan la vida a tantas personas.[8] De hecho, las de 65 años con los niveles más altos de grasas omega 3 en la sangre vivían en promedio 2.2 años más que aquéllas con los más bajos. Sin embargo, muchos adeptos a dietas de hierbas bajas en grasas te recomiendan específicamente no comer pescados grasosos ricos en EPA y DHA.

El aceite de oliva y los frutos secos —dos alimentos altos en grasas— previenen infartos y derrames cerebrales. En un estudio publicado en el *New England Journal of Medicine*, investigadores españoles dividieron en tres grupos a más de 7,000 personas con alto riesgo de deficiencias cardiacas: dos grupos consumían una dieta mediterránea rica en aceite de oliva o frutos secos. Estas dietas ricas en grasas redujeron en 30% el riesgo de infarto, derrame cerebral y muerte por deficiencias cardiacas en comparación con una dieta baja en grasas, beneficio tan impresionante que los investigadores interrumpieron el estudio, impedidos éticamente de mantener al tercer grupo en una dieta sin alimentos altos en grasas.[9]

Las grasas saturadas no causan deficiencias cardiacas. Una y otra vez se nos ha dicho que las grasas saturadas, propias de carnes y productos lácteos, destruyen nuestras arterias y desencadenan infartos y derrames cerebrales, de manera que debemos reducir su consumo. ¿Éste es un buen consejo? No, según un estudio de científicos del Oakland Research Institute, en California, publicado en el *American Journal of Clinical Nutrition*.[10] Estos investigadores analizaron datos de otros 21 estudios, que implicaron a más de 340,000 personas. No hallaron "ninguna evidencia importante para concluir que las grasas dietéticas saturadas se asocien con mayor riesgo de afecciones coronarias o cardiovasculares".

A menor escala, varios de mis estudios han demostrado asimismo que quienes el día de dieta ingieren alimentos altos en grasas aminoran sus factores de riesgo de afecciones cardiovasculares en igual grado que quienes ingieren alimentos bajos en grasas. En otras palabras, ¡los alimentos altos en grasas no les hacían daño, mientras que la pérdida de peso les ayudaba!

Ya es hora de dejar de temer a los alimentos altos en grasas; por eso son un elemento disfrutable de la dieta del día siguiente.

Historia de Gerd:
"Tengo 51 años, pero me siento como de 30"

Pérdida de peso: 9 kilos

De 1.90 metros de estatura, Gerd Eichele, de 51 años, sigue soportando muy bien su peso. "Soy corpulento, de huesos grandes", nos dijo. Pero hace un par de años se percató de que soportaba un poco más de la cuenta. "Un amigo me tomó una foto, y cuando la vi me asusté. Pensé: '¡Mira nada más esa panza!'."

En septiembre de 2011 inició un programa de ayuno en días alternos, que consistía en mantener el día de dieta un consumo de 750 calorías con dos comidas muy bajas en ellas y un refrigerio. Su desayuno solía constar de un tazón mediano de avena, un huevo duro y un vaso de jugo de naranja. Durante el día picaba una manzana, y en la noche cenaba un paquete de verduras precocidas. Cuando se puso en ayuno en días alternos, pesaba 108 kilos. Hoy pesa 99.

"Muchas personas empezaron a hacer comentarios sobre mi peso, aun mis suegros. Ayunar en días alternos me fue un poco difícil al principio", dijo. "Pero una vez que le encontré la maña, resultó fácil. Lo que más me sorprende es que, luego de un día de ayuno, en realidad no despierto con tanta hambre."

Gerd atribuye su adelgazamiento no sólo a la dieta del día siguiente, sino también a que toma mucha agua, lo que le ayuda a sentirse lleno durante el día. "Tomo un litro de agua al levantarme, y la sigo tomando durante el día", dijo.

Su tercer secreto para adelgazar, junto con la dieta del día siguiente y el agua: ejercicio regular. "Camino 5 kilómetros diarios, y 10 u 11 una vez a la semana", explicó. "Oigo música o podcasts entre tanto, y el tiempo vuela. Esta combinación —ayuno cada tercer día, mucha agua y ejercicio regular— cumple mi cometido."

Gerd siente que puede bajar unos kilos más y "descubrir" su abdomen, aún cubierto por un poco de grasa. "Estoy seguro de que ayunando cada tercer día, tomando mucha agua y haciendo ejercicio con regularidad también cumpliré esa meta."

Sugerencia 7: si comes fuera el día de dieta,
¡revisa antes el menú!

En algún momento tendrás que comer fuera el día de dieta, lo cual es como atravesar un campo minado, donde las calorías son las minas que pueden hacer que tu dieta vuele por los aires. ¡Es muy riesgoso! Por esta razón, te recomiendo enfáticamente hacer todo lo posible por evitarlo. Pero si comes fuera, he aquí mi sugerencia principal: planea.

Si vas a ir a comer a un restaurante de comida rápida como McDonald's o Burger King, o a un restaurante casual como Applebee's, Friday's o Chili's, busca previamente en internet la cuenta de calorías de los platillos de tu gusto, para ver cuál de ellas coincide con el límite del día de dieta.

Por ejemplo, Applebee's ofrece platillos de menos de 550 calorías, nada malos para tu día de dieta (si aún no has comido tu refrigerio). Otros platos cuentan con la aprobación de Weight Watchers.

Cabe suponer que casi todo lo demás en el menú —*aun las entradas*— tiene más de 500 calorías. Mucho más. Por ejemplo, si abres el PDF "Nutritional Info" de la página en internet de Applebee's (www.apple bees.com), descubrirás que muchas entradas tienen 1,200 calorías o más, y que ninguna se acerca siquiera a las 500. No estoy criticando a Applebee's; simplemente la uso como ejemplo para mostrarte lo peliagudo que es comer fuera el día de dieta.

Mi mensaje esencial es éste: *conoce* las calorías del platillo que ordenes buscándolas antes en línea. Y *no* ordenes ninguno cuyo nivel de calorías debas adivinar. Es muy probable que adivines mal.

El número de platillos de restaurantes de comida rápida aptos para el día de dieta podría sorprenderte. Por ejemplo, McDonald's asegura que 80% de sus alimentos tienen menos de 400 calorías, más que adecuadas para el día de dieta. Y es cierto. Un Pollo Clásico Grill tiene 362 calorías. Una Hamburquesa doble sin queso, 339. McNuggets Mediano (6), 255. Y una Ensalada Grill, 258.

Si estás decidido a comer el día de dieta en McDonald's (o en cualquier otro restaurante de comida rápida), ¡claro que McPuedes hacerlo!

Sólo entra *antes* a internet, determina qué quieres, revisa las calorías y cumple tus propósitos calóricos cuando estés en el establecimiento.

Sugerencia 8: saca el máximo provecho de tu refrigerio

El día de dieta habitual incluye un platillo (de comida o cena) de 400 calorías y un refrigerio de 100. Si el día de dieta comes o cenas un platillo de *menos* de 400 calorías, puedes comer un refrigerio de *más* de 100. O si eliges un plato congelado de 300 —y hay muchos en el plan de comidas del capítulo 5—, puedes comer dos refrigerios de 100 calorías cada uno.

¿Qué tipo de refrigerio debes comer? En el capítulo 4 hallarás deliciosas recetas para refrigerios de 100 calorías. En el 5 encontrarás una extensa lista de refrigerios envasados de 50 a 160 calorías, para complementar las calorías de tu platillo de comida o cena del día de dieta hasta sumar 500.

¿A qué hora debes consumir tu refrigerio? Los participantes en mis estudios lo han hecho a cualquier hora del día (o de la noche): al levantarse, a media mañana, a media tarde, a primera hora de la noche, antes de acostarse ¡e incluso a media noche! Elige la hora que más te acomode; come tu refrigerio cuando se te antoje más, y disfrútalo al máximo.

En las dos primeras semanas de la dieta DS —cuando aún te da hambre el día de dieta— come tu refrigerio a la hora en que te dé más hambre. En otras palabras, úsalo para acortarla. Dos semanas después de iniciada la dieta, cuando en el día de dieta el hambre ha desaparecido casi por completo, cómelo por gusto y para reponer tu energía, a la hora en que hacerlo te haga sentir más reconfortado y renovado.

Aparte de tus preferencias personales, la nutriología da algunas pautas sobre el mejor momento para consumir el refrigerio con miras a adelgazar.

La tarde es mejor que a media mañana. Investigadores de la University of Illinois estudiaron a 123 mujeres con sobrepeso en un programa para adelgazar de un año. Las que comían el refrigerio en la tarde perdieron 7% más peso que las que lo hacían a media mañana, reportaron los investigadores en el *Journal of the American Dietetic Association*.[11]

Quizá la noche no sea la hora correcta. Las mujeres que tomaban su refrigerio en la noche quemaron 12% menos grasa que las que lo tomaban durante el día, informaron investigadores japoneses. "Comer de noche [...] aumenta el riesgo de obesidad", escribieron en el *American Journal of Physiology: Regulatory, Integrative and Comparative Physiology*.[12]

Sorpresa científica: botanear te puede hacer bien

Hoy los estadunidenses botanean más que nunca: en las últimas décadas, la proporción de estadunidenses adultos que lo hacen aumentó de 71 a 97%. Comen en promedio un bocadillo más por día. El porcentaje de calorías totales diarias procedentes de refrigerios aumentó de 18 a 24%. Y consumen mayor cantidad de botanas saladas, galletas, dulces y bebidas endulzadas con azúcar. Muchos estudios asocian el botaneo —y sus calorías adicionales— con kilos adicionales. Pero lo que no sueles oír son las buenas noticias sobre la costumbre de comer bocadillos. Por ejemplo:

Si adoptas el hábito de ingerir refrigerios pequeños bajos en calorías, pronto te acostumbrarás al tamaño menor, y tenderás a consumir siempre refrigerios chicos. Investigadores del Center for Human Nutrition de la University of Colorado estudiaron a 59 personas para probar el efecto de consumir bocadillos de 100 calorías. Descubrieron que esas personas se adaptaron rápidamente a los refrigerios menores y dejaron de comer los más grandes.[13]

En los capítulos 4 y 5 no hallarás ningún refrigerio de más de 160 calorías (la mayoría son de 100), pero te acostumbrarás

---

rápido a comer y disfrutar esos pequeños bocadillos bajos en calorías. ¡*Bon appétit* con lo *petit*!

Los refrigerios mejoran tu dieta. Un equipo de investigadores de la Auburn University, en Alabama, señaló que botanear es mal visto porque se cree que sólo aporta a la dieta calorías vacías. Pero en un estudio de cinco años sobre más de 11,000 adultos descubrieron ("contra toda expectativa") que quienes botaneaban obtuvieron los resultados *más altos* en el Healthy Eating Index (índice de alimentación saludable). Entre más lo hacían, más frutas, cereales integrales y productos lácteos ingerían. "El consumo de bocadillos se asoció con una dieta más densa en nutrientes", escribieron los investigadores en el *Journal of the Academy of Nutrition and Dietetics*.[14]

¡A botanear, señores! Cuando los investigadores de Auburn se concentraron en 2,000 personas de 65 años en adelante, hallaron que las que ingerían más refrigerios también consumían más vitaminas A, C y E y beta-caroteno, así como magnesio y potasio. "Los beneficios nutricionales de alimentos y bebidas suplementarios justifican su inclusión en la dieta de los adultos mayores", concluyeron en el *Journal of the American Dietetic Association*.[15]

Los refrigerios ayudan a no volver a subir de peso. En un estudio sobre 257 adultos, quienes bajaron de peso y no lo recuperaron comían 21% más bocadillos que aquellos con sobrepeso. "Dos refrigerios diarios pueden ser importantes para mantener un peso de bajo nivel", escribieron los investigadores en el *Journal of the American Dietetic Association*.[16]

En suma, ¡desarrolla las ganas por las botanas!

Las cuatro mejores formas de calmar el hambre el día de dieta

Mis investigaciones indican que es común que se sienta hambre el día de dieta durante las dos o tres primeras semanas de la dieta del día siguiente, tras de lo cual aquélla desaparece casi por completo. ¿Cómo hacer frente a tu hambre ese día en las primeras semanas? Los seguidores de la dieta DS se inclinan por varias estrategias.

1. Toma uno o dos vasos de agua

Los sujetos de mis estudios me dicen sistemáticamente que cuando les da hambre el día de dieta, no hay nada mejor para controlar el apetito que tomar uno o dos vasos de agua. Ellos toman 250, 300, 355 o 475 mililitros, y su nivel de hambre disminuye notoriamente en minutos.

Estos seguidores de la dieta DS han hallado por sí mismos algo que se ha descubierto en los últimos años: un estudio tras otro demuestran la eficacia del agua para contener el apetito.

He aquí algunos hallazgos recientes que confirman la efectividad de un vaso de agua para terminar con el malestar del día de dieta y ayudarte a bajar unos kilos.

Si tomas agua antes de comer, te sentirás más lleno y con menos hambre. Investigadores del Virginia Tech estudiaron a 50 personas que dividieron en dos grupos: la mitad tomaba medio litro de agua 30 minutos antes de comer, y la otra mitad no. Las primeras comían en promedio 58 calorías menos, y se sentían con menos hambre y más llenas.[17]

En un estudio similar de los mismos investigadores, quienes tomaban medio litro de agua 30 minutos antes de desayunar ingerían al hacerlo 74 calorías menos.[18]

"Tomar agua reduce la sensación de hambre e incrementa la saciedad, la sensación de estar lleno", afirma la doctora y dietista Brenda Davy, coordinadora de esos estudios y profesora adjunta del Department of Nutrition, Foods and Exercise del Virginia Tech.

Toma más agua y quemarás más calorías. Beber medio litro de agua hace que el cuerpo incremente en 24% la quema de calorías en la hora siguiente, reportaron investigadores alemanes en el *Journal of Clinical Endocrinology and Metabolism*.[19]

Esto no es resultado únicamente de tomar un vaso de agua *fría*, lo que acelera tu metabolismo mientras tu cuerpo se recalienta. Agua de *cualquier* temperatura produce un incremento en la quema de calorías, porque un vaso estimula al sistema nervioso simpático, agilizando así el ritmo metabólico.

Toma más agua y perderás más peso. Investigadores del Virginia Tech estudiaron a 40 personas: a 20 se les instruyó tomar 475 mililitros de agua antes de cada comida y registrar su consumo diario de agua; las otras 20 no prestaron atención particular a su hidratación diaria. Un año después, el grupo atento a su consumo de agua había perdido 87% más peso.[20]

En suma, ¡hidrátate! Toma 475 mililitros (dos tazas) de agua *cada vez* que tengas hambre, 30 minutos antes de tu comida del día de dieta y 30 minutos antes de tu refrigerio. Otra buena estrategia: lleva contigo una botella de agua, y toma cuanta puedas durante el día.

¡Harto de tomar agua sola? ¡Haz infusiones!

Muchos participantes en mis estudios dijeron haberse fastidiado de tomar agua sola, y resuelto el problema bebiendo agua carbonatada o mineral, o con un spritz de lima o limón. Pero hay otra manera de convertir un vaso de agua sola en una deliciosa bebida levemente saborizada: hacer una infusión.

Compra una "jarra de infusión" de las que venden en Bed Bath & Beyond, Costco y muchos otros almacenes y tiendas en línea. Se trata en esencia de una jarra grande de agua con una barra o cámara en medio, en la que puedes poner prácticamente lo que quieras. El ingrediente de infusión permanece en la cámara y da sabor al agua. Haz la prueba con rebanadas

---

de limón, naranja y/o toronja, moras o cerezas, pepino y té de limón (combinación de uso común en spas), sandía y kiwi. O emplea hierbas como yerbabuena, romero, lavanda o manzanilla para hacer un exquisito té helado. En realidad, puedes utilizar cualquier combinación de frutas, hierbas o verduras refrescantes. Y usar agua de cualquier clase: sola, carbonatada o mineral. Los ingredientes de la infusión se mantendrán frescos 10 días, siempre y cuando refrigeres la jarra. ¡Así que a rellenarla y tomarla toda!

2. Evita los refrescos de dieta y los endulzantes artificiales; podrían provocarte más hambre

Dado que el agua es tan efectiva para reducir el hambre y contribuir a la pérdida de peso, podrías pensar que cualquier bebida *sin* calorías es capaz de hacer lo mismo, como los refrescos light sin calorías, las bebidas energéticas de dieta y las bebidas deportivas de dieta. Estas bebidas con endulzantes artificiales pueden ser una buena estrategia para algunos, pero yo no soy muy afecta a tomar refrescos light o bebidas con endulzantes artificiales el día de dieta, por estas razones:

Más refrescos de dieta hacen comer más. Un estudio en la revista *Appetite* demostró que quienes toman dos o más bebidas diarias con endulzantes artificiales tienen *más dificultades* para controlar su apetito y suelen comer en exceso.[21] Y los científicos creen saber por qué. Investigadores del Department of Psychiatry de la Yale University School of Medicine escanearon el cerebro de 26 personas al momento en que consumían un endulzante artificial, ¡y descubrieron que exponerse a un sabor dulce *sin* ingerir calorías puede inducir al cerebro a generar el antojo de más alimentos dulces! Estos resultados no me sorprenden. En mis estudios, a 4 de cada 5 participantes les da más hambre después de beber un refresco de dieta.

Tomar tres refrescos light al día duplica tu riesgo de obesidad.

En un estudio de siete años del University of Texas Health Science Center que involucró a más de 3,600 personas, las que tomaban tres o más bebidas diarias con endulzantes artificiales registraron casi el *doble* de probabilidades de desarrollar sobrepeso u obesidad. "Estos hallazgos plantean la interrogante", escribieron esos investigadores en *Obesity*, de si dicho tipo de bebidas "podrían promover —más que combatir— nuestra creciente epidemia de obesidad."[22]

Los endulzantes artificiales pueden causar enfermedades. Otros estudios asocian los refrescos de dieta con enfermedades. En comparación con quienes no los consumen, quienes sí lo hacen tuvieron

- *16% más riesgo de derrame cerebral* por refresco por día. (En otras palabras, si por lo regular tomas dos refrescos light al día, tu riesgo es 32% mayor).[23]
- *42% más riesgo de leucemia* por refresco por día.[24]
- *67% más riesgo de diabetes tipo 2*, por consumo diario de uno o más refrescos. Investigaciones publicadas en *Diabetes Care* señalan que los refrescos de dieta estimulan la liberación de GLP-1 (*glucagon-like peptide 1*, glucopéptido 1), compuesto asociado con el desarrollo de diabetes tipo 2.[25]
- *220% más riesgo de deficiencia renal crónica* para quienes consumen dos o más refrescos de dieta al día.[26]

Así pues, te aconsejo limitar los endulzantes artificiales lo más posible. Pero si ocasionalmente deseas tomar bebidas con un endulzante sin calorías, te recomiendo las que contienen sacarina (como Sweet'N Low), con un historial de inocuidad más prolongado, o estevia, sustancia derivada de las hojas de la planta del mismo nombre, hierba dulce de la familia de los crisantemos.

Un profesional de la salud a quien Bill entrevista con regularidad pidió a su equipo hacer una prueba de sabor de productos con estevia; las marcas de mejor sabor resultaron ser Body Ecology y SweetLeaf. La esposa de Bill, quien usa estevia únicamente como endulzante, se inclina a favor de NuStevia, de NuNaturals. Muchas otras personas prefieren las conocidas marcas Pure Via y Truvía. Y hay muchas otras. Prueba diferentes marcas para ver cuál te sabe mejor.

¿Por qué no recomendamos aspartame (Equal, NutraSweet) ni sucralosa (Splenda)? Porque son los dos endulzantes de uso más común en refrescos de dieta, bebidas crecientemente asociadas con problemas de salud, como acabamos de explicar. Mientras escribíamos este libro, un nuevo estudio en *Diabetes Care* de investigadores de la University of Washington en Seattle reveló que ingerir Splenda eleva enormemente los niveles de azúcar e insulina en la sangre en personas obesas.[27]

¿Puedes tomar alcohol el día de dieta?

Para muchos de nosotros, tomar una cerveza, una copa de vino o un coctel es uno de los grandes placeres de la vida: refresca, relaja y aumenta tu disfrute del tiempo social con tu familia y amigos. Las investigaciones indican que el consumo moderado de bebidas alcohólicas —no más de dos copas al día en hombres y una al día en mujeres— puede reducir el riesgo de deficiencias cardiacas. (Una copa equivale a 150 mililitros de vino, 355 de cerveza y 45 de bebidas destiladas o licores como whisky o vodka.)

Si te gusta el alcohol con moderación, no es forzoso que lo excluyas de la dieta del día siguiente. Como en el caso de cualquier otro alimento o bebida, no hay límite para su consumo el día de fiesta, más allá de lo que establece el sentido común.

Pero ¿y el día de dieta? Bueno, piensa bien antes de beber. Porque junto con ese agradable mareo, el alcohol también puede aportarte muchas calorías.

Por ejemplo, si tomas una margarita de 235 mililitros, te zamparás cerca de 300 calorías, ¡60% de tu cuota del día de dieta! Un ruso blanco (la bebida favorita de The Dude [El Fino], la

estrella rechoncha de la película *The Big Lebowski* [El gran Le-
bowski]), aporta nada menos que 425 calorías, básicamente tu
comida del día de dieta.

Claro que no todas las bebidas son supercalóricas. El vino
tinto aporta 110 calorías; la cerveza, de 150 a 200. Hay cer-
vezas ultraligeras que aportan menos de 100. Y además, nada
te obliga a tomar una copa entera; por ejemplo, si limitas una
copa de vino blanco a 120 mililitros, ingerirás 90 calorías.

Mi recomendación sobre el consumo de bebidas alcohólicas el día de dieta es simple: di que no. Son demasiado altas
en calorías. Y como afectan tu juicio y suelen acompañar la
comida, fácilmente podrías decidir tomar una segunda copa.
Antes de saberlo, tu día de dieta se habrá convertido en día de
comer, beber y divertirte.

Si decides tomar una copa el día de dieta, bebe sólo una, y
considérala tu refrigerio de ese día, consumiendo una bebida
que complete el nivel de calorías de tu comida o cena. Si tu
platillo tiene 350 calorías, podrías acompañarlo con una cerveza de 150.

En suma, si te gusta "botanear" con una bebida alcohóli-
ca el día de dieta, hazlo. Pero toma en cuenta las calorías que
contiene, y no te excedas.

3. Una taza al día de café negro o té puede mantener el hambre a raya

Una taza de café negro o té es una buena manera de reducir el hambre sin
añadir calorías. Y ambos tienen beneficios de control del hambre y contra
el peso. Cuando personas con sobrepeso y obesas tomaban en el desayuno
una taza de café muy cargado, comían menos a mediodía y durante la jornada, reportaron investigadores en *Obesity*.[28]

A más café, más pérdida de peso. En un estudio de 12 años sobre cerca de 58,000 personas, las que aumentaron su consumo de café en ese periodo subieron menos, informaron investigadores de la Harvard School of Public Health.[29] Cuando investigadores analizaron 11 estudios sobre el té verde y la dieta, encontraron asimismo que la gente que tomaba té perdía hasta 1.500 kilogramos más que quienes no lo hacían.

Catequinas y cafeína: poca hambre, mucha saciedad. Bill dedicó un capítulo de su libro *The Natural Fat-Loss Pharmacy* (La farmacia natural para eliminar grasa) a la capacidad del té —negro, verde y blanco (té chino *oolong*), con el verde a la cabeza— para dominar el apetito y prevenir el aumento de peso. El ingrediente secreto del té: las *catequinas*, poderosos compuestos herbales con una amplia gama de efectos beneficiosos para la salud, como menor riesgo de deficiencias cardiacas y cáncer. Una bebida con catequinas de té verde y cafeína (además de fibra) "consiguió el menor nivel de hambre y las mayores calificaciones de saciedad, así como el menor consumo de energía [calorías] en la comida siguiente", reportaron investigadores en la revista *Appetite*.[30]

El té reduce la grasa en el cuerpo. Quienes toman té (450 mililitros diarios) tienen 20% menos grasa en el cuerpo que quienes no lo consumen, según un estudio en *Obesity Research*.

Las catequinas ayudan a quemar más calorías y grasa. Tomar durante el día un té rico en catequinas produce una quema de grasas 12% superior a la resultante de tomar agua, de acuerdo con un estudio en el *Journal of Nutrition*. En otro estudio, personas obesas a dieta que tomaban un suplemento con catequinas de té verde quemaron 43 calorías más por día, y 12 semanas después perdieron 3.300 kilos más que las que no lo tomaron.

Las catequinas te ayudan a no subir de peso. Tomar más catequinas de té verde en la dieta ayudó a la gente a "mantener significativamente su peso tras un periodo de adelgazamiento", reportaron investigadores holandeses en el *International Journal of Obesity*.[31]

En suma, el café y/o té, en particular el té verde, son excelentes opciones de bebidas sin calorías para el día de dieta. Y además te hacen bien. Estudios recientes asocian el consumo regular de café con una extensa variedad de beneficios de salud, como menor riesgo de diabetes tipo 2, afecciones de la vesícula, mal de Alzheimer, mal de Parkinson y cáncer de hígado. En un estudio de 13 años sobre más de 52,000 personas se demostró que los aficionados al café tenían menos "causas de mortalidad"; murieron menos frecuentemente en ese periodo por cualquier causa que quienes no tomaban café.[32]

El té verde también tiene un efecto positivo en la salud: estudios lo asocian, junto con sus catequinas, con menor riesgo de deficiencias cardiacas, numerosos tipos de cáncer, diabetes tipo 2 y mal de Alzheimer.

Pero ten cuidado con la crema y el azúcar. Si quieres añadir a tu café o té un poco de leche y azúcar, hazlo, pero tendrás que contar las calorías. Por ejemplo, una cucharada de leche descremada tiene 6 calorías; una de leche entera, 9, y una mixta, 20. Un sobrecito de azúcar aporta 11 calorías. Si el día de dieta tomas cuatro tazas de café con un poco de leche entera y un sobrecito de azúcar, consumirás 80 calorías, haciendo así de esas cuatro tazas tu refrigerio diario.

4. Trágate el hambre con chicle sin azúcar

Una de las mejores formas de engañar el hambre en el día de dieta, dicen los participantes en mis estudios, es *mascar chicle*. Esto mantiene ocupada tu boca. Y parece "trampear" a tu cuerpo, haciéndole creer que comes algo. Echa un vistazo a estos estudios sobre los efectos de mascar chicle:

La gente siente menos hambre y quema más calorías. En su libro *Breakthroughs in Natural Healing 2011* (Avances de la curación natural 2011), Bill documentó dos estudios que indican que mascar chicle sin azúcar puede ayudar a sentir menos hambre, consumiendo así menos calorías y quemando más. El primero de ellos fue realizado por la doctora Kathleen Melanson, profesora adjunta de nutrición y ciencias de alimentos de la University of Rhode Island. Los 35 participantes en este estudio de dos días mascaron chicle sin azúcar en uno de ellos, en tres

73

sesiones "naturales y relajadas" de 20 minutos, una antes del desayuno y dos entre éste y la comida. ¿Los resultados? El día que mascaron chicle, los participantes tuvieron menos hambre, consumieron en promedio 68 calorías menos en la comida y ninguna más tarde. Asimismo, quemaron 5% más calorías durante las sesiones. Y se sintieron más animados durante el día: tenían más energía, y al parecer necesitaban menos para ejecutar sus tareas.

"Mascar chicle puede ser una adición útil a un programa de control de peso", concluyó la doctora Melanson, quien presentó su investigación en una reunión anual de la Obesity Society. "Ese acto podría reducir el hambre y consumo de calorías en dos días", dijo a Bill. "Tal vez las sensaciones en la boca envían señales de 'Estoy lleno' al centro de apetito del cerebro. Y los nervios de los músculos de la mandíbula estimulados por el hecho de mascar chicle quizá envíen también mensajes como ésos.

"Quien desee bajar de peso debería mascar chicle para ver si esto le ayuda a sentir menos hambre y reducir calorías", continuó. "El chicle sin azúcar puede ser una herramienta más del instrumental para bajar de peso."

Siete momentos apropiados para mascar chicle. Otra investigación sobre la práctica de mascar chicle en personas con sobrepeso fue presentada en esa misma oportunidad por la doctora Leah Whigham, nutrióloga del Grand Forks Human Nutrition Research Center del gobierno estadunidense, en Dakota del Norte.

La doctora Whigham y sus colegas descubrieron que las personas con sobrepeso que suelen necesitar mucha "restricción cognitiva" para controlar sus hábitos alimenticios —individuos que deben recordarse una y otra vez que no han de comer, para no ponerse a botanear automáticamente, o a comer sin tener hambre— ingerían menos calorías diarias cuando mascaban chicle seis veces al día durante 15 minutos por sesión.

La doctora Whigham sugiere mascar chicle sin azúcar en los momentos siguientes:

- cuando se te antoja un refrigerio alto en calorías
- al ver la tele, en vez de botanear

- durante los 15 minutos inmediatamente posteriores a la comida o la cena
- cuando comes fuera, mientras esperas el plato fuerte
- en situaciones de "alto riesgo" de comer demasiado, como fiestas, bodas, eventos deportivos o en el cine
- cuando estás aburrido, porque el aburrimiento suele inducir ganas de comer, y de hacerlo en exceso
- cuando estás estresado, porque el estrés tiene el mismo efecto que el aburrimiento

Entre más chicle masques, menos hambre, apetito y antojo de dulces sentirás. En un estudio de cuatro días, investigadores en Inglaterra pidieron a 60 personas comer y calificar después a cada hora, durante tres, su hambre, apetito y antojo de bocadillos dulces y salados. En dos días del estudio, los participantes mascaron chicle 15 minutos por hora, para un total de 45 minutos en las tres horas. En los otros dos días, no lo hicieron. "Mascar chicle durante al menos 45 minutos suprimió en alto grado el hambre, apetito y antojo de refrigerios y promovió la saciedad", escribieron los investigadores en *Appetite*.[33] "Este estudio", continuaron, demostró el "beneficio de mascar chicle […] para quienes buscan ayuda para controlar el apetito."

A más chicle, menos estrés. Mascar chicle también puede ayudarte a resistir el estrés. En un estudio realizado por investigadores en el Reino Unido, personas que mascaron chicle a diario durante dos semanas tuvieron menos "estrés percibido" y se sintieron capaces de hacer más cosas, en comparación con quienes no mascaron chicle.[34]

En un estudio similar, publicado en *Current Medical Research and Opinion*, los participantes dijeron experimentar más emociones estresantes (no sentirse relajadas, estar tensas) cuando *no* mascaban chicle.[35]

Y en una investigación de científicos australianos, mascar chicle redujo la ansiedad y el estrés, contrajo la producción de cortisol (hormona del estrés) e incrementó la actitud de alerta.[36]

El ejercicio es bueno el día de dieta, antes de comer

Como leíste en el capítulo 1, yo he realizado estudios para determinar si la gente puede hacer ejercicio sin dificultad estando a dieta DS. Los resultados: los participantes se han ejercitado sin problemas, el día de dieta, el de fiesta o en ambos. Pero hay una salvedad: no es buena idea hacer ejercicio ya bien avanzado el día de dieta. Quienes lo hacen a esa hora tienen mucha hambre después, momento para el cual, sin embargo, ya han consumido 400 de sus 500 calorías diarias, o éstas en su totalidad.

Hay tres buenos momentos para hacer ejercicio en el día de dieta:

- al levantarte, quizá comiendo tu refrigerio de 100 calorías inmediatamente después,
- justo antes de comer, o
- justo antes de cenar, si eliges la cena como tu comida del día de dieta.

En otras palabras, haz ejercicio *antes* de comer.

Hallarás mucho más sobre la dieta DS y el ejercicio en el capítulo 6, "Dieta del día siguiente y ejercicio".

Historia de Sarah:
"Yo era talla 18 y ahora soy 12"

Pérdida de peso: 16 kilos

Sarah es enfermera y trabaja en el hospital de la Veteran Administration cerca de la University of Illinois-Chicago, donde vio un volante en que se invitaba a participar en un estudio de reducción de peso con ayuno moderado en días alternos. "Yo necesitaba bajar de peso, y pensé que participar en ese estudio era una excelente manera de conseguirlo", nos dijo.

¡Y vaya que adelgazó! De 1.60 de estatura, Sarah comenzó la dieta pesando 94 kilos, y ahora pesa 78.

"¡He bajado seis tallas!", exclamó. "Y mi colesterol también disminuyó, de poco más de 200 a 180. Las dos primeras semanas de la dieta del día siguiente fueron muy difíciles para mí, por el hambre del día de dieta; pero luego desapareció, y esa dieta pasó a formar parte de mi vida diaria. Y resultó fácil. Por ejemplo, si yo sabía que se acercaba una ocasión especial que coincidiría con un día de dieta, lo cambiaba por uno de fiesta. La clave era *planear*.

"También descubrí que el día de fiesta comía mucho menos de lo que pensé. Luego de varias semanas a dieta, mis comidas del día de fiesta parecían satisfacerme más rápido, y casi nunca comía de más."

Sarah añadió el ejercicio a su régimen. "Junto con la dieta DS, practico aeróbicos acuáticos, kick boxing, jogging, caminar, todo lo que me ayude a quemar calorías y verme más delgada", dijo. "También me peso en forma regular, para estar segura de no volver a subir."

No te preocupes si fallas de vez en cuando

Admitámoslo: es probable que incumplas la dieta de vez en cuando. ¡Eres humano!

¡Así que no te preocupes por eso! Los participantes en mis estudios que pierden más peso son "adeptos" al día de dieta (es decir, no lo incumplen) 8 o 9 días de cada 10. En otras palabras, fallan en ocasiones, y no pasa nada. Después de todo, a veces tu día de dieta caerá en una ocasión especial, como día festivo, fiesta de cumpleaños u otra en que quieras sumarte a la diversión.

¡Hazlo! Por ejemplo, si el día de dieta cae en el de Nochebuena, consume la cena de Nochebuena, aun si el día anterior fue día de fiesta. Y haz dieta al día *siguiente*.

No importa si el día de dieta se omite una o dos veces al mes. Si ingieres 500 calorías 8 o 9 de cada 10 días, *bajarás* de peso. La clave es reanudar la dieta DS en el siguiente día de dieta si la dejaste un día. Si fallas el martes, reanuda el jueves. Otra estrategia posible: si fallas el día de dieta, relájate, conviértelo en día de fiesta y haz dieta al siguiente. Pero...

No te atormentes; sólo te harías daño.

No te sientas mal; ¡sigues el camino científicamente comprobado al éxito para bajar de peso!

No comas hasta hartarte si incumples el día de dieta, porque el de fiesta podrás comer lo que quieras (y cuanto quieras).

Relájate, y reanuda tu dieta.

La dieta más simple

Lo mejor del día de dieta es que es muy fácil. No tienes que contar calorías ni seguir reglas complejas; sencillamente ingieres una comida baja en calorías y un bocadillo. Hay maneras fáciles de dominar el hambre el día de dieta, que sólo dura las dos primeras semanas de la dieta, tras de lo cual casi ni la sientes. Y otra maravilla del día de dieta es que es seguido por el de fiesta, un día de alimentación ilimitada. Sí, un día de darte gusto irrestricto forma parte de una *dieta*. Para saber todo sobre el día de fiesta, da vuelta a la página.

¡DS tan fácil como el 1, 2, 3!

1. Sigue una regla simple: consume 500 calorías el día de dieta y todas las que quieras al siguiente.
2. Pésate en la mañana, haz un plan alimenticio para el día de dieta y consume entonces una comida o cena de 400 calorías y un refrigerio de 100.
3. Toma agua, café y/o té, masca chicle sin azúcar y usa otros métodos sencillos para calmar el hambre el día de dieta.

3 Día de fiesta
Come cuanto quieras y lo que quieras, ¡y sigue bajando de peso!

É ste es el capítulo más corto del libro, y por una buena razón: sólo existe una "regla" fácil de seguir para el día de fiesta (el día que alterna con el ayuno moderado de 500 calorías del de dieta): **come cuanto quieras y el tipo de alimentos que quieras.**

Lo sé, lo sé; es difícil creer que estando a dieta no tengas que privarte todos los días y aun así *sigas* bajando de peso; que una dieta pueda contener un día en el que comas cuanto quieras y lo que quieras y *continúes* adelgazando. Es probable que esto vaya contra todo lo que te han dicho siempre sobre las dietas y todo lo que has hecho siempre estando a dieta.

Bueno, también fue difícil de creer para algunos participantes en mis estudios. Como veteranos de las dietas —y de muchos días de privación y negación—, les parecía inconcebible bajar de peso siguiendo un día sí y otro no la "regla" del día de fiesta.

Y deseaban tanto bajar de peso que muchos también restringían sus opciones alimenticias el día de fiesta, ¡hasta que los disuadíamos! Pero una vez que se acostumbraban a alternar un día de ayuno moderado con uno de alimentación ilimitada, les encantó. El día de fiesta era un *alivio* de la restricción. Y hacía que las 500 calorías del de dieta no fueran la gran cosa, porque los participantes sabían que al día siguiente podrían comer sus platillos favoritos. Cualquiera. En la cantidad que fuera. En cualquier momento.

A los practicantes de la dieta DS les fascina el día de fiesta

¿Te sigue pareciendo difícil de creer que el día de fiesta puedas comer lo que quieras y aun así bajes de peso? Lee entonces lo que algunos veteranos de la dieta DS —personas que han perdido con ella entre 7 y 22 kilos— dicen al respecto:

Siempre disfruto el día de fiesta. "Un día de ayuno y otro de empacho es un patrón magnífico. Algunos días de fiesta como mucho, y otros no, pero siempre los disfruto. ¡Y sigo adelgazando!" —*Paul, pérdida de peso: 18 kilos.*

Nunca siento privación. "La dieta del día siguiente me permite comer cuanto quiera al día siguiente, así que nunca experimento privación. Si no puedo comer algo hoy, lo comeré mañana. Sabiendo esto, puedo persistir en la dieta." —*Susan, pérdida de peso: 19 kilos.*

Dejo de comer cuando me siento satisfecha. "Al principio me ilusionaba mucho el día de fiesta, creyendo que entonces comería todo lo posible. Pero al llegar ese día, pensaba: '¿De veras necesito comer tanto?'. Comía un poco más de lo normal, claro, pero al parecer cada vez me satisfacía más pronto; ya sabía qué era estar *llena*, y podía dejar de comer al sentirme así. De no haber sido por la dieta del día siguiente, jamás habría conocido esa sensación." —*Sarah, pérdida de peso: 8 kilos.*

No es nada difícil. "Como mucho un día y poco al siguiente, y no es nada difícil. Se me ha vuelto un hábito." —*Bella, pérdida de peso: 11 kilos.*

Como cada vez que tengo hambre. "El día de fiesta, soy muy liberal con lo que como y no. Comienzo con un desayuno abundante y saludable, y luego como cada vez que tengo hambre, rumiando todo el día. Me encanta." —*Gerd, pérdida de peso: 9 kilos.*

Espero con ansia los días en que no ayuno. "Espero con ansia los días en que no ayuno y puedo hacer lo que quiera. No tengo que pensar: '¿Cuántas calorías tiene esto, cuántas aquello?', y eso vuelve el día mucho más fácil." —*Victoria, pérdida de peso: 12 kilos.*

He hecho muchas otras dietas y siempre me fastidian. "Me gusta esta dieta porque como. He hecho muchas otras —como en las que tomas dos licuados y haces una comida al día— y siempre me hartan, porque básicamente estás restringida una y otra vez a los mismos alimentos." —*Andrea, pérdida de peso: 7 kilos.*

Como lo que quiero. "La dieta del día siguiente es muy fácil de seguir. Como lo que quiero el día de fiesta, hago una comida planeada el de dieta, ¡y no tengo de qué preocuparme!" —*Paul, pérdida de peso: 22 kilos.*

He aquí algo no difícil de creer: el día de fiesta es el atributo de la dieta DS que más gusta a los participantes en mis estudios, después del de bajar todo lo que quieren y no volver a subir, claro está. Y a los adeptos a la dieta DS les encanta lo más sorprendente de ella: que el día de fiesta no pierdes el control. No te avorazas. Ni siquiera comes mucho más. Como recordarás, el día de fiesta los sujetos de mis estudios comen apenas 10% más calorías de lo normal.

Haz las cuentas de la reducción de peso:

- El día de dieta consumes 25% de tus calorías normales.
- El día de fiesta consumes 110% de tus calorías normales.
- Tu consumo de dos días equivale en promedio a 67.5% de tus calorías normales, 32.5% menos de lo habitual.
- Y ese menor nivel de calorías es lo que hace que bajes de peso de manera constante, inofensiva y *sustancial*.

Al principio a mí también me sorprendió que la gente no comiera en exceso el día de fiesta. Pero luego de casi una década de investigar a cientos de personas, estoy segura de que alternar un día de ayuno moderado con uno de alimentación ilimitada *ayuda* a la gente con sobrepeso y obesa a poner su apetito bajo control. Echemos un vistazo más atento a algunas de esas investigaciones.

La asombrosa ciencia del día de fiesta

En nuestros estudios científicos sobre la dieta DS, mis colegas y yo adoptamos uno de dos métodos para aportar alimentos:

1. Al inicio del estudio, enseñamos a los participantes cómo comer el día de dieta y el de fiesta, y luego los dejamos continuar solos, o
2. les proporcionamos platillos y refrigerios preelaborados de contenido de calorías controlado tanto para el día de dieta como para el de fiesta.

Los dos primeros estudios que realizamos siguieron el método #2: suministro de alimentos. Pero, para nuestra sorpresa, pronto descubrimos que para el día de fiesta dábamos a los participantes *más* comida de la que podían consumir.

Específicamente, les proporcionábamos 125% de su consumo calórico normal, pero ellos siempre nos decían que era demasiado, y que no se lo podían acabar.

El mismo fenómeno se presenta ahora en mi estudio de tres años auspiciado por los National Institutes of Health (Institutos Nacionales de Salud, NIH) de Estados Unidos para probar el mantenimiento de peso tras la dieta del día siguiente. También en este caso los participantes reciben alimentos preelaborados con contenido de calorías controlado, esta vez de 50% de las calorías normales el día de dieta y de 150% el de fiesta.

Sin embargo, resultó que el día de fiesta nadie podía terminar sus alimentos "asignados". En forma espontánea, todos querían comer *menos* de ese 150%. Esto no parece lógico, ¿verdad? Después de todo, los expertos no se cansan de repetirnos que la principal razón de que los estadunidenses padezcan sobrepeso son las enormes porciones que ofrecen restaurantes y tiendas de conveniencia y la disponibilidad permanente de alimentos; que cuando un ser humano tiene acceso a mucha comida, *comerá* mucho. Así, nosotros supusimos que, el día de fiesta, la

84

gente a dieta DS se daría inevitablemente un atracón. De los buenos. Pero no fue así.

El día de fiesta no es de comilona, sino de alimentación grata, relajada y razonable. Tras ingerir 25% del consumo calórico normal el día de dieta, la gente suele consumir sólo 110% de sus calorías normales el de fiesta. A continuación expongo mis teorías de por qué sucede esto.

Reajuste metabólico. La dieta DS puede reajustar tu metabolismo —el modo en que tu cuerpo usa lo que comes para obtener energía— en formas que la ciencia aún no comprende pero que son totalmente sanas. Por ejemplo, en la mayoría de las dietas se pierde 75% de grasa y 25% de músculo. En la DS, en cambio, pierdes 99% de grasa y 1% de músculo. Y si además haces ejercicio, *ganas* músculo. Esto es asombroso. Y no es el único "reajuste" que la dieta del día siguiente genera.

La dieta DS no sólo reduce el colesterol LDL; reduce específicamente los niveles de partículas duras y densas de LDL que más perjudican a tus arterias. Y quienes practican la dieta DS registran un aumento inusual en sus niveles de adiponectina, hormona que protege al corazón. Además, un creciente conjunto de investigaciones de células animales y humanas indica que comer un día sí y otro no fortalece las células del cerebro. Sospecho que estos cambios notables se extienden al apetito.

Cada tercer día se te permite comer lo que quieras. Pero como estás a dieta, tu cuerpo tiene una idea mejor: regular tu apetito, para que no comas en exceso y afectes tu salud.

Contracción del estómago. Consumir muy bajas calorías el día de dieta puede encoger gradualmente el estómago, reduciendo el apetito.

Psicología antiatracón. Como el día de fiesta *puedes* comer en exceso, quizá esto mismo *impida* que lo hagas. Cuando un alimento se te prohíbe, se te antoja más, y lo devorarás tarde o temprano. Cuando, en cambio, tienes permitido comerlo, deja de ser tentador, y lo puedes tomar o dejar.

Conocer el hambre verdadera. Dado que el día de dieta no comes nada hasta mediodía, en él experimentas verdadera hambre. Y ésta es una experiencia nueva para la persona promedio, que come tanto durante el día que casi nunca experimenta las *señales naturales del hambre* que el cuerpo emite, con las que éste avisa al cerebro que es hora de comer. Por el contrario, la mayoría experimenta únicamente las *señales emocionales del hambre*: el estrés, enojo, depresión, ansiedad y aburrimiento que nos impulsan a comer por confort emocional más que por bienestar físico. El día de dieta aprendes qué se siente tener hambre, y esta nueva comprensión se extiende al día de fiesta.

Claro que no es indispensable que entiendas *por qué* la dieta de DS es capaz de controlar tu apetito; ¡lo controla automáticamente!

Historia de Allison:
"¡Esto no puede ser una dieta!"

Pérdida de peso: 3 kilos

Allison P. Davis, editora de la revista *Elle*, escribió sobre la dieta del día siguiente en el número de febrero de 2013 de esa publicación, bajo el título "Halftime Diet" (Dieta de medio tiempo). Usó ahí los términos que yo empleo en mis trabajos científicos: *ayuno en días alternos* por dieta DS, *día de ayuno* por día de dieta y *día de comida* por día de fiesta.

Allison había probado Weight Watchers y otras dietas. Pero, escribió, "siempre que decido bajar de peso, mi instinto de atiborrarme se activa instantáneamente". ¿Qué pasaría con ese "instinto" en la dieta DS?

El día de dieta, escribió ella, "era un alivio saber que, al llegar la medianoche, yo podría volver a comer lo que quisiera. Y era liberador dejar de contar calorías y hacer sacrificios. No tenía que canjear puntos ni llevar un diario, simplemente comer."

Pero luego de un día de fiesta "que implicó mimosas, un sándwich de pollo frito y una guarnición de tocino", Allison llamó a la doctora Monica Klempel, nutrióloga que me ha ayudado a hacer muchos de mis estudios.

"¡Esto no puede ser una dieta!", exclamó Allison en el teléfono.

"Bueno, parece que te está dando resultado", repuso la doctora Klempel.

Allison escribió: "El ayuno, explicó la doctora Klempel, nos juega una especie de treta: la mayoría de los sujetos de los dos estudios de Varady tendieron a pensar que en los días de comida consumirían más calorías de las que en verdad ingerían. Aquel pollo frito parecía un exceso imperdonable, pero yo sólo me comí la mitad. Esto era así en casi todos los días de comida: una vez que yo pasaba de los antojos iniciales, el deseo natural de frutas y verduras se imponía. En la cafetería de la oficina me dirigía a la barra de sushi antes que a la parrilla. Y la báscula seguía descendiendo: la primera semana bajé 0.7 kilos, y para fines de la cuarta ya había bajado 3."

Luego de hablar con la doctora Klempel, Allison conversó con un dietista que dudaba que la dieta DS surtiera efecto a largo plazo. Y después me llamó a mí, para transmitirme las dudas de ese dietista. La gente puede mantener la dieta a largo plazo, y lo hace, le dije; y la versión alta en grasas de la dieta DS hace eso aún más factible.

Ella terminó su artículo con esta cita mía, y yo diría lo mismo ahora: "En realidad, se hace dieta sólo la mitad del mes. La gente puede ceñirse a eso."

Recuerda: el menú del día de fiesta contiene alimentos altos en grasas

Cuando digo que el día de fiesta puedes comer *lo que* quieras, digo en serio *lo que* quieras, porque esto incluye los alimentos altos en grasas de la dieta occidental habitual. Como expliqué en los capítulos 1 y 2, mis estudios demuestran que cuando el día de dieta y el de fiesta se consumen alimentos altos en grasas, se pierde más peso. Sí, *más peso*.

Para mí, esos estudios confirman el principio y práctica esencial de la dieta del día siguiente: **no cambias qué comes, sino tu *patrón* de comer.** Consumes 500 calorías el día de dieta, comiendo cualquier tipo de alimento. Y el día de fiesta no tienes ninguna restricción de calorías, comiendo igualmente cualquier tipo de alimento. ¡*Eso es todo!* La dieta DS es *simple*. La dieta DS es *eficiente*. Y sobre todo, la dieta DS es *efectiva*.

¡Disfruta el día de fiesta!

Me gustaría terminar este capítulo haciendo un breve encarecimiento del día de fiesta, ¡o tal vez debería decir un breve salpimento de pimiento! Porque el día de fiesta debes comer ese pimiento, y la pizza, y todos los demás aderezos, guarniciones, bebidas y bocadillos que se te antojen. De veras, el día de fiesta no hay restricciones ni alimentos prohibidos. No hay ninguna regla, ¡a menos que "disfruta al máximo" lo sea!

Recuerda: la dieta del día siguiente da resultado *porque* sólo haces dieta un día sí y otro no. El día de libertad irrestricta de la dieta da a tu cuerpo las calorías y nutrientes que necesita para un día de ayuno moderado. El ayuno moderado induce una condición que te ayuda a no comer en exceso. Ambos días son necesarios. El día de dieta y el de fiesta operan *juntos* para producir una pérdida de peso constante e inofensiva.

Si estás leyendo este libro, es probable que todas las dietas que has probado hayan fallado. La dieta del día siguiente es excepcional, y excepcionalmente efectiva. ¡Y el día de fiesta es el día de comida y deleite que la hace funcionar!

¡Es tan fácil como el 1, 2, 3!

1. El día de fiesta, come cuanto quieras y el tipo de alimentos que quieras.
2. No te preocupes pensando que el día de fiesta comerás demasiado; no lo harás.
3. No cambias *qué* comes, sino tu *patrón* de comer.

4 Recetas para el día de dieta: rápidas, fáciles y deliciosas

Estas recetas de comidas y cenas tienen sólo 400 calorías, ¡pero saben como si tuvieran un millón!

En el capítulo 5 presentaré la que es quizá la manera más fácil y simple de controlar las calorías el día de dieta: comer o cenar platillos congelados comprados en la tienda.

Pero tal vez tú prefieras hacer de comer o cenar el día de dieta. De ser así —si te gusta examinar y elegir recetas, así como preparar platillos—, es probable que busques un par de rasgos estándar en las recetas que haces con regularidad. Quieres que esas recetas sean:

- *simples*, con un número limitado de ingredientes fáciles de conseguir. Las recetas complejas son engorrosas.
- *rápidas*, para que puedas hacerlas deprisa. No quieres pasar mucho tiempo en la cocina. Y si tienes hambre, debes comer pronto.
- *sabrosas*, para que agraden a tu paladar. ¿Por qué molestarse en hacer una comida poco apetitosa?
- *infrecuentes*, para que no sean lo mismo de siempre. También al comer y cenar, en la variedad está el gusto.
- *saciadoras*, para que no te dejen con hambre.

Bueno, pues andas de suerte, porque ésos son justo los beneficios que te ofrecen las recetas de la dieta del día siguiente. Esto se debe a que nuestra creadora de recetas, la maestra y dietista Stephanie Karpinske, tiene mucha experiencia en la invención de deliciosos platillos para dietas y

libros de dieta, los cuales aparecen regularmente en revistas de circula-
ción nacional en Estados Unidos como *Better Homes and Gardens* y *Family Circle*. En cuanto a las recetas de la dieta del día siguiente, ella se
hizo cargo de que se cumplieran todos los criterios anteriores. También se
encargó de que:

- Ninguna receta tuviera más de siete ingredientes. Más sencillo,
  ¡imposible!
- Los tiempos de cocción y preparación fueran siempre de menos
  de 30 minutos, y a menudo de menos de 20. ¡Saldrás rápidamente de la cocina!

Bill y yo y nuestras respectivas parejas probamos todas las recetas y estamos seguros de que coincidirás con nosotros en que son rápidas, fáciles,
sabrosas y sorpresivas. ¡Es increíble la originalidad y frescura que Stephanie puso en estos platillos y refrigerios! Y como las recetas contienen proteínas y fibra para saciar el apetito, también te dejarán satisfecho.

A continuación te proporcionaremos **28 días de comidas de 400
calorías, 28 días de cenas de 400 calorías y 28 días de refrigerios de
100 calorías.** Como se señaló en el capítulo 2, el día de dieta comes *o*
cenas, a tu elección. Añade el refrigerio cuando lo prefieras, sea a media
mañana, media tarde o antes de acostarte. No hemos creado un plan de
alimentos con estas comidas, cenas y refrigerios. Esto se debe a que quisi-
mos darte máxima flexibilidad al elegir qué comida hacer el día de dieta.
Quizá el lunes quieras comer, el miércoles cenar, el viernes cenar y el do-
mingo comer. ¡Adelante! Además, siéntete en libertad de combinar los
28 refrigerios con cualquiera de los platos fuertes. Puedes prepararlos *todos* en dos meses de días de dieta. O elegir los que más te gusten y hacer-
los una y otra vez. En otras palabras, no necesitarás un asistente ejecutivo
para seguir la dieta del día siguiente.

¡Y tampoco necesitarás un chef ejecutivo! Cuando nosotros revisamos la introducción de las secciones de recetas de muchos otros libros de dietas, nos impresionó lo complicadas que eran. Tenían listas

interminables de alimentos por comer y no comer. "Pasos", "fases" y "oleadas", periodos en los que se pide pasar de una serie de alimentos y recetas a otra. Y a menudo esas recetas parecen desafiar hasta al chef más experimentado, con largas listas de ingredientes y extensos tiempos de preparación. ¡No es de sorprender que casi nadie siga una dieta!

En las recetas siguientes no hallarás ninguna de esas dificultades. Encontrarás en cambio facilidad de preparación, buen gusto y una regla muy sencilla: ceñirte a 500 calorías el día de dieta.

Una nota sobre marcas

Cuando en una receta se menciona un producto de marca (como New York Deli & Bagel English Muffin u Obela hummus con pimiento rojo), es conveniente usar precisamente ese producto. Stephanie lo escogió porque es el que da mejores resultados o porque su cuenta de calorías es muy inferior a la de productos similares.

Si decides usar un producto distinto, compara su cuenta de calorías con la del incluido en la receta, para confirmar que son iguales.

A veces, un ingrediente de una receta va acompañado de "como..." (por ejemplo, "aderezo de jengibre con ajonjolí tostado, como Litehouse"). En este caso, varias marcas tienen el mismo nivel de calorías (con una diferencia de 10 a 20), pero la marca mencionada fue la que Stephanie usó en la receta. Esto se aplica en particular a los aderezos para ensaladas. Cuando leas "como", puedes seleccionar otra marca.

Sugerencias de preparación, compras y salud

Al final de muchas recetas hallarás una sugerencia para facilitar tus compras o preparación, o una sugerencia de salud sobre un ingrediente que te hace bien. Intenta seguir lo más estrictamente posible el procedimiento de preparación indicado, para garantizar una cuenta de calorías correcta. Por ejemplo, si el uso de queso normal no excedió la cuenta de calorías, nosotros lo empleamos en vez de queso reducido en grasas, porque mis investigaciones demuestran que quienes consumen alimentos altos en grasas pierden más peso en la dieta DS, mientras no ingieran demasiadas calorías. Pero cuando el queso normal rebasa la cuenta de calorías, la receta incluye la variedad reducida en grasas. En lo tocante a condimentos, sin embargo, siéntete en libertad de añadir a tu gusto sal, pimienta y otras especias. Cuando la sal se enlista como ingrediente, descubrimos que la receta sabía mejor con apenas una pizca de ella; en caso contrario, ¡sigue tus preferencias y disfruta!

Comidas de 400 calorías

Ensalada italiana con quinoa

¼ de taza de quinoa deshidratada

55 gramos de atún light en agua, escurrido

½ taza de garbanzos de lata remojados y escurridos

½ pepino chico pelado y picado

5 aceitunas kalamata deshuesadas y picadas

2 cucharadas de aderezo italiano light, como Clemente Jacques aderezo para ensalada estilo italiano reducido en grasa

Cuece la quinoa siguiendo las instrucciones del paquete. Deja enfriar. Colócala en un tazón mediano. Añade los demás ingredientes y mezcla. Si quieres, enfría antes de servir.

Sugerencia de salud: La quinoa es un cereal sin gluten: no tiene ninguna de las proteínas con gluten del trigo y el centeno que muchos evitan en bien de su salud. Además tiene un sabor suave fácil de combinar, y es rica en proteínas, lo que la convierte en una magnífica opción para vegetarianos.

Sándwich de pavo y aguacate

1 pieza de Bimbo Thins granos selectos
1 pieza de queso La Vaca que Ríe chipotle
110 gramos de pechuga de pavo de primera finamente rebanada
2-3 rebanadas de jitomate
$^1/_5$ de aguacate deshuesado y pelado finamente rebanado

Unta de queso una mitad del pan y coloca el pavo, jitomate, aguacate. Cubre con la otra mitad del pan.

Sirve con 1 pieza de fruta fresca o 1 paquete de 100 calorías de Kelloggs Special K cracker chips de cualquier sabor.

Sugerencia de salud: El jitomate es rico en licopeno, compuesto anticancerígeno. Comerlo con aguacate hace que el cuerpo aumente la absorción de licopeno en un increíble 200 a 400%.[1]

Sándwich de jamón, manzana y queso cheddar

2 cucharaditas de puré de manzana
1 New York Deli & Bagel muffin estilo inglés, tostado
110 gramos de jamón magro (96% libre de grasas) finamente rebanado
1 manzana chica
1 rebanada (de 25 gramos) de queso cheddar fuerte reducido en grasa

Unta el puré de manzana en la mitad inferior del pan. Añade el jamón y ponle encima de 3 a 4 rebanadas delgadas de la manzana, el queso cheddar y la otra mitad del pan. Rebana la manzana restante y sírvela con el sándwich.

Sugerencia de salud: El queso reducido en grasa *no lo es* en calcio, mineral que muchos estudios asocian con un mejor control del peso.

Media noche de roast beef

- $1/3$ de taza de pimiento morrón asado, remojado y picado
- 5 aceitunas kalamata chicas, deshuesadas y picadas
- 1 cucharadita de vinagre de vino tinto
- 1 media noche, si hay integral, mejor
- 110 gramos de roast beef magro (96% libre de grasa) finamente rebanado
- 1 rebanada (de 25 gramos) de queso provolone

Precalienta el horno a 180°C. Pon el pimiento morrón, las aceitunas y el vinagre en un tazón chico. Mezcla y deja aparte. Coloca la media noche en una charola de horno. Ábrela y rellena con el roast beef y el queso. Hornea de 2 a 3 minutos, o hasta que la media noche se tueste y el queso se derrita. Retira del horno y cubre el queso derretido con la mezcla de pimiento y aceitunas.

Sugerencia de salud: El roast beef es rico en proteínas, un macronutriente que deja más que satisfecho y ayuda a controlar el hambre.

Ensalada de pollo con aderezo de jengibre y ajonjolí

3 tazas de mezcla de col, zanahoria y cebolla con mayonesa

110 gramos de pechuga de pollo cocida y picada

1 taza de chícharos frescos

1.5 cucharadas de aderezo de jengibre y ajonjolí tostado, como Litehouse

10 nueces de la India asadas y picadas

Pon todo menos las nueces en un tazón grande. Mezcla hasta que la ensalada esté uniformemente cubierta de aderezo. Deja reposar 10 minutos para que la ensalada se impregne. Agrega las nueces justo antes de servir.

Sugerencia de salud: Un estudio de la University of Montreal indica que el extracto de nuez de la India es antidiabético, ya que contribuye a que los músculos hagan uso del azúcar en la sangre.[2]

Ensalada con totopos

3 tazas de verduras mixtas congeladas

¼ de taza de queso cheddar rallado reducido en grasa

110 gramos de pechuga de pollo cocida, deshebrada o picada

½ pimiento morrón, desvenado y picado

1 cucharada de aderezo ranch light

2 cucharadas de salsa picante embotellada

10 totopos

Pon las verduras, queso, pollo y pimiento en un tazón mediano. En uno más chico revuelve el aderezo ranch y la salsa. Vierte esta mezcla en la ensalada y combina hasta cubrir. Remata con los totopos.

Sugerencia de salud: Una ración de verduras mixtas aporta mucho más calcio, vitamina C y vitamina A que la misma cantidad de lechuga.

Rollos de pavo y hummus

¼ de taza de Obela hummus con pimiento rojo

1 tortillina Tía Rosa

110 gramos de pechuga de pavo de primera finamente rebanada

5-6 hojas de espinacas frescas

3-4 rebanadas de jitomate

Unta la tortilla con el hummus. Completa con el pavo, espinacas y jitomate. Enrolla y corta a la mitad.

Sirve con 1 pieza de fruta fresca o un paquete de 100 calorías de Kelloggs Special K cracker chips de cualquier sabor.

Sugerencia de compras y preparación: Las calorías del hummus varían por marca; la que se usa en esta receta tiene 70 por ¼ de taza, pero muchas otras tienen 70 por 2 cucharadas. Si usas otra marca, consulta en la etiqueta las calorías por porción y ajusta la cantidad conforme a eso.

Ensalada de pollo con mango

110 gramos de pechuga de pollo cocida y picada

2 cucharadas de apio picado

2 cucharadas de cebolla morada picada

5 almendras asadas y picadas

¼ de taza de yogur griego sin grasa

1 cucharada de chutney de mango

3 galletas Santiveri tostadas con centeno

Pon el pollo, apio, cebolla y almendras en un tazón mediano. En uno más chico mezcla el yogur y el chutney. Vierte sobre la mezcla de pollo y combina. Si quieres, sazona con sal. Sirve la ensalada sobre o con las galletas de centeno.

Sugerencia de salud: Los estudios indican que las almendras contribuyen al control de peso y aportan otros beneficios de salud, como reducir el azúcar en la sangre y el colesterol LDL.[3]

Ensalada de atún y alubias

25 gramos ($^1/_3$ de taza) de pasta mediana sin cocer tipo concha

110 gramos de atún light en agua, escurrido

½ taza de alubias de lata remojadas y escurridas

½ pepino mediano pelado y picado

¼ de taza de queso feta reducido en grasa

2 cucharadas de aderezo italiano light, como Clemente Jacques aderezo para ensalada estilo italiano reducido en grasa

Cuece la pasta siguiendo las instrucciones del paquete. Escurre, deja enfriar y vacía en un tazón mediano. Añade el atún, alubias, pepino, queso y aderezo, y mezcla. Si quieres, enfría antes de servir.

Sugerencia de preparación: El atún light tiene 15 calorías menos por porción que el blanco, pero sabe más a pescado. Si prefieres un sabor más suave, usa el blanco; 85 gramos equivalen en calorías a 110 gramos de atún light.

Ensalada de pavo con cuscús

¼ de taza de cuscús integral deshidratado

85 gramos de pechuga de pavo cocida, en cubos

1 naranja chica, pelada, desgajada y cortada en trozos pequeños

1 cucharada de arándanos deshidratados

Cebollín picado

2 cucharadas de aderezo light de nuez con arándano, como McCormick vinagreta balsámica con frambuesa

Cuece el cuscús siguiendo las instrucciones del paquete. Deja enfriar y vierte en un tazón mediano. Añade el pavo, naranja, arándanos, cebollín y aderezo, y mezcla. Si quieres, enfría antes de servir.

Sugerencia de preparación: Al hacer el cuscús, sigue estrictamente las instrucciones de cocción del paquete. Si te pasas de agua, obtendrás un cereal pastoso en vez de esponjado. Y si cueces por mucho tiempo, el cuscús podría pegarse a la cacerola.

Bagel de pavo y queso picante

½ pieza New York Deli Bagel sabor integral
1 cucharada de mermelada de cereza
85 gramos de pechuga de pavo ahumada de primera finamente rebanada
1 rebanada (de 25 gramos) de Flor de Alfalfa queso botanero con chipotle
1 hoja de lechuga romana

Corta el bagel en dos partes y unta la mitad inferior con la mermelada de cereza. Completa con el pavo, queso y lechuga.

Rollos de jamón y pera

1 cucharada de queso crema reducido en grasa
1 cucharadita de mostaza de Dijon
1 tortillina Tía Rosa granos enteros mediana (de 20 centímetros)
110 gramos de jamón magro (96% libre de grasa) finamente rebanado
1 rebanada delgada de cebolla morada, separada en anillos
1 pera mediana

Mezcla el queso crema y la mostaza y úntalo en la tortilla. Agrega el jamón y la cebolla. Corta la pera en rebanadas delgadas y cubre la cebolla con un tercio de ellas. Enrolla la tortilla y corta a la mitad. Sirve con las rebanadas de pera restantes.

Sugerencia de salud: La cebolla es una de las fuentes principales de quercetina, eficaz antioxidante científicamente asociado con la reducción de la presión, el colesterol LDL, los síntomas en la estación de alergias y fatiga durante el ejercicio.[4]

Sopa de pasta con pollo

110 gramos de pechuga de pollo cocida y picada
½ taza de verduras mixtas congeladas
3 tazas de caldo de pollo
40 gramos (¼ de taza) de pasta tipo ditalini

Combina el pollo, verduras y caldo en una cacerola chica. Pon a hervir. Añade la pasta y deja a fuego lento de 10 a 12 minutos, o hasta que la pasta y las verduras estén suaves.

Sopa de alubias con jamón

110 gramos de jamón magro cocido picado
¾ de taza de alubias de lata remojadas y escurridas
½ calabaza chica picada
½ pimiento amarillo desvenado y picado
2½ tazas de caldo de pollo
¹/₈ de cucharadita de pimienta negra molida

Combina todos los ingredientes en una cacerola pequeña. Pon a hervir y luego deja a fuego lento de 12 a 15 minutos, o hasta que las verduras estén suaves.

Sugerencia de compras: Hay muchas variantes de niveles de sodio (sal) en el caldo de pollo que se compra en tiendas, las cuales van de 400 a 900 mg por taza. Por si fuera poco, las marcas supuestamente "bajas en sodio" no siempre son las más bajas en él. Revisa la información nutrimental de la etiqueta para saber cuánto sodio consumes.

Sopa de pasta con pavo

110 gramos de pechuga de pavo cocida y picada
1 taza de col picada
1 taza de champiñones picados
3 tazas de caldo de pollo
40 gramos (3 cucharadas) de pasta para sopa
1 cucharada de queso parmesano rallado

Combina el pavo, col, champiñones y caldo en una cacerola chica. Pon a hervir y luego añade la pasta y deja a fuego lento de 10 a 12 minutos, o hasta que las verduras estén tan suaves como quieras y la pasta se haya cocido. Remata con queso parmesano antes de servir.

Sugerencia de salud: La col aumenta el nivel en el cuerpo de óxido nítrico, molécula que relaja las arterias y ayuda a controlar la presión.

Ensalada de pasta con edamame

25 gramos ($^1/_3$ de taza) de pasta tipo penne ("pluma")
½ taza de edamame desvainado congelado

½ pimiento amarillo desvenado y picado

½ taza de jitomate cherry en mitades

2 cucharadas de vinagreta balsámica light, como Marzetti light balsamic vinaigrette

2 cucharadas de queso feta reducido en grasa

Cuece la pasta siguiendo las instrucciones del paquete. Escurre, deja enfriar y vacía en un tazón mediano. Añade los ingredientes restantes y mezcla. Si quieres, enfría antes de servir.

Sugerencia de salud: El edamame es soya verde sin madurar servida en su vaina, común como entrada en restaurantes japoneses. Lo encontrarás en la sección de alimentos congelados de la mayoría de los supermercados. También puedes hallarlo ya desvainado; lo que se consume son los frijoles frescos, parecidos a chícharos, *dentro* de las vainas, no estas últimas. *Además*, el edamame es rico en fitoestrógenos, leve versión botánica del estrógeno que alivia los síntomas de la menopausia.

Ensalada de pollo asiática

110 gramos de pechuga de pollo cocida y picada

¹/₃ de taza de piña en trozos, escurrida

1 cucharada de pimiento morrón picado

5 almendras picadas

½ taza de arroz integral precocido, como Verde Valle

2 tazas de ensalada de verduras mixtas

2 cucharadas de aderezo de jengibre y ajonjolí tostado, como Litehouse

Pon todos los ingredientes en un tazón mediano. Mezcla suavemente. Si quieres, enfría antes de servir.

Sugerencia de salud: La piña es rica en bromelina, enzima que contribuye a la digestión y reduce inflamaciones.

Ensalada de arroz con jamón

½ taza de chícharos congelados

½ taza de arroz integral precocido, como Verde Valle

85 gramos de jamón magro cocido, picado

1 jitomate Roma (jitomate pera o italiano) picado

2 tazas de lechuga romana picada

2 cucharadas de aderezo para ensalada ranch reducido en grasa

Pon todos los ingredientes en un tazón mediano. Mezcla suavemente. Si quieres, enfría antes de servir.

Sugerencia de salud: El arroz integral es un cereal integral. Un estudio de la Wake Forest University demuestra que consumir a diario de 2 a 3 porciones de cereales integrales reduce en 21% el riesgo de deficiencias cardiacas, en comparación con quienes casi no los comen.[5]

Ensalada tailandesa de fideos

25 gramos de espagueti integral

½ pimiento morrón desvenado y picado

85 gramos de pechuga de pollo cocida, deshebrada o picada

2 cebollas de rabo picadas

2 cucharadas de salsa de cacahuate embotellada

10 cacahuates asados, enteros o picados

Cuece el espagueti siguiendo las instrucciones del paquete. Escurre, deja enfriar y vacía en un tazón mediano. Agrega el pimiento, pollo, cebolla, salsa de cacahuate y cacahuates. Mezcla suavemente. Si quieres, enfría antes de servir.

Sugerencia de salud: El cacahuate es mal visto por provocar alergias, pero si no eres alérgico te hace mucho bien. Las investigaciones indican que, tostado en un platillo, ayuda a controlar el azúcar en la sangre.[6]

Rollos de lechuga con pollo y tocino

3 rebanadas de tocino bien cocidas listas para servir

110 gramos de pechuga de pollo cocida, deshebrada o picada

½ taza de jitomate fresco en cubos

2 cucharadas de aderezo ranch reducido en grasa

2-3 hojas grandes de lechuga mantequilla

Calienta el tocino siguiendo las instrucciones del paquete. Enfría y desmenuza. Pon el tocino, pollo, jitomate y aderezo en un tazón mediano y combina. Rellena las hojas de lechuga con esta mezcla y enrolla para servir. Sirve con una pieza de fruta pequeña.

Superpapa al horno

1 papa roja mediana

2 cucharadas de President Rondelé gourmet spreadable cheese garlic & herbs

¼ de cucharadita de pimienta negra molida

1 taza de brócoli congelado picado

85 gramos de jamón magro cocido, picado

Lava bien la papa y pica varias veces sus lados con un tenedor. Métela al microondas y cuece en alto de 5 a 6 minutos, o hasta que esté suave. Ábrela por arriba, saca con cuchara dos tercios de su pulpa y ponla en un tazón chico. Añade el dip y la pimienta y combina. Introduce la mezcla en la papa. Cuece el brócoli siguiendo las instrucciones del paquete. Si quieres, calienta el jamón en el microondas. Cubre la papa con el brócoli y el jamón.

Sugerencia de salud: La papa es rica en potasio, mineral importante para prevenir y reducir la presión alta.

Chile con carne

110 gramos de carne molida 95% libre de grasa
1 taza de jitomates de lata en cubos, sin escurrir
$^{2}/_{3}$ de taza de frijoles pintos de lata remojados y escurridos
½ taza de salsa picante embotellada
½ taza de agua
½ cucharadita de sazonador con chile o chile en polvo
1 cucharada de queso cheddar reducido en grasa

Dora la carne molida en una cacerola chica o mediana a fuego medio-alto hasta que se cueza. Escurre la grasa de ser necesario. Añade los jitomates en cubos, frijoles, salsa, agua y sazonador. Pon a hervir y deja a fuego lento de 10 a 15 minutos. Agrega el queso antes de servir.

Sugerencia de salud: El frijol pinto aporta *fibra soluble*, la cual ayuda a desvanecer la grasa en el abdomen.

Roast beef con salsa de pepino

½ pepino pelado, desvenado y picado
¼ de taza de crema ácida reducida en grasa
1 cucharada de cebolla morada picada

½ cucharada de eneldo fresco picado

⅛ de cucharadita de sal

1 pan árabe integral grande (de 15 centímetros de diámetro)

110 gramos de roast beef de primera finamente rebanado

Pon el pepino, crema, cebolla, eneldo y sal en un tazón chico. Mezcla bien para hacer la salsa. Corta el pan a la mitad y ábrelo. Divide la carne entre ambas mitades. Cubre con la salsa de pepino.

Sugerencia de salud: Un estudio en *Stroke* asocia el consumo de pepino (y otras frutas y verduras con carne blanca, como manzanas y peras) con 52% menos riesgo de derrame cerebral.[7]

Jitomate mediterráneo con atún

140 gramos de atún light en agua, escurrido

½ cucharada de aceite de oliva

5 aceitunas kalamata chicas, deshuesadas y picadas

1 cucharada de cebolla morada picada

¼ de taza de queso feta reducido en grasa

1 jitomate mediano

Pon el atún, aceite, aceitunas, cebolla y queso en un tazón chico. Mezcla suavemente. Quita el rabo al jitomate y rebánalo en cuartos. Cubre con la mezcla de atún.

Sugerencia de salud: El queso feta es rico en ácido *linoleico conjugado*, tipo de grasa que ayuda a controlar el peso, aliviar inflamaciones, reforzar el sistema inmunológico y combatir el cáncer.

Quesadillas de portobello a la crema

200 gramos de hongo portobello
¼ de taza de crema agria baja en grasa
½ pieza de cebolla cruda
2 tortillas de maíz
1½ dientes de ajo
2 cucharaditas de aceite de oliva
125 gramos de queso oaxaca

Pica los ajos en rodajas pequeñas. Pica los portobello en tiritas finas y la cebolla en plumas. En una sartén caliente, agrega un poco de aceite de oliva y saltea los ajos y la cebolla. Una vez que la cebolla esté transparente coloca las tiras de portobello y déjalas que se cocinen durante 10 minutos; condimenta con sal y pimienta. Agrega la crema y el queso. Espera a que el queso se derrita. Calienta las tortillas y prepara las quesadillas con la mezcla.

Nota: se puede agregar salsa de chile con tomate para dar sabor y completar el platillo. También se puede sustituir el hongo por flor de calabaza y nopales.

Ensalada con salsa de yogur

300 gramos de lechuga lista para comer
1 manzana picada
50 gramos de surimi
15 aceitunas
1 yogur griego natural
2 cucharaditas de aceite de oliva
Sal y pimienta

En una ensaladera mezcla la lechuga, la manzana, el surimi en trozos o tiritas y las aceitunas. En un tazón aparte mezcla el yogur, aceite de oliva, sal y pimienta hasta que se integren los ingredientes. Agrégalos a la ensalada.

Nota: si queda muy espeso se puede agregar un poco de jugo de limón.

Huevos al plato

2 huevos enteros
30 gramos de queso panela rallado
200 gramos de jitomate deshidratado
1 diente de ajo
20 gramos de perejil picado
1 cucharadita de aceite de oliva
Sal y pimienta

Pica el ajo y el jitomate y mézclalos. En una cazuela de barro coloca una capa de esta mezcla. Encima agrega los dos huevos estrellados (con cuidado de que la yema no se rompa). Métela al horno a 180°C por 10 minutos. Sácala y agrega el queso rallado. Hornea por 10 minutos más. Para servir agrega la cucharada de aceite de oliva y el perejil, y sal y pimienta al gusto.

Arroz con leche light

50 gramos de arroz integral precocido
2 tazas de leche light
1 limón
10 gramos de mezcla de canela con azúcar
Esencia de vainilla
1 rama de canela
Pizca de sal

Prepara el arroz en una olla con ½ taza de agua, cáscara de limón y canela en rama. Espera unos 20 minutos. Agrega la leche light, esencia de vainilla y una pizca de sal. Cocina a fuego lento moviendo constantemente para que no se pegue. Cuando tenga la consistencia deseada, retírala del fuego. Decora con la mezcla de canela y azúcar, y sirve.

Nota: se puede endulzar un poco más con algún edulcorante bajo en calorías.

Cenas de 400 calorías

Bacalao enharinado

1 pieza (de 110 gramos) de bacalao, merluza, abadejo o tilapia de 1 centímetro de grueso

¼ de taza de suero de leche bajo en grasa

2 cucharadas de harina de maíz

½ cucharadita de sazonador con pimiento y limón

$^1/_8$ de cucharadita de eneldo o perejil deshidratado

Precalienta el horno a 220°C. Mete el bacalao en una bolsa de plástico que cierre herméticamente. Vierte el suero en la bolsa y sella. Coloca la bolsa en posición horizontal para cubrir el bacalao y deja aparte. Combina la harina, sazonador y eneldo en un tazón chico. Saca el bacalao de la bolsa e introdúcelo en la mezcla de harina. Voltea para cubrir todos sus lados. Pon el bacalao en una charola de horno ligeramente recubierta con antiadherente en spray y rocía apenas con éste la superficie del pescado. Hornea de 12 a 15 minutos, volteando una vez. El pescado está listo cuando se desmenuza fácilmente con un tenedor.

Sirve con ¾ de taza de Verde Valle puré de papa, preparado según las instrucciones del paquete.

Sugerencia de salud: Aun un poco de perejil te hace bien. Las investigaciones indican que esta hierba combate deficiencias cardiacas, diabetes y cáncer.

Espagueti con albóndigas

40 gramos de espagueti multigrano, como Barilla Plus

70 gramos de Que suave! albóndigas

½ taza de salsa marinara

½ cucharadita de sazonador italiano o ¼ de cucharadita de albahaca deshidratada y otro tanto de orégano deshidratado

¹/₈ de cucharadita de pimiento morrón machacado (opcional)

Cuece la pasta siguiendo las instrucciones del paquete. Escurre y deja aparte. Cocina las albóndigas siguiendo las instrucciones del paquete. Vacía la salsa marinara y los sazonadores (así como el pimiento morrón, si lo deseas) en una cacerola chica y hierve a fuego lento hasta que la salsa esté caliente. Añade las albóndigas y revuelve. Sirve las albóndigas y la salsa sobre el espagueti cocido. Acompaña con ½ taza de ejotes cocidos.

Sugerencia de salud: El orégano es otra especia con beneficios para la salud; las investigaciones la asocian con la prevención de una amplia variedad de enfermedades y dolencias, como infecciones, prediabetes y colesterol alto.

Pizza de pepperoni

½ tortillas Burritos Tía Rosa

¼ de taza de jitomates de lata machacados con hierbas italianas

10 rebanadas chicas de pepperoni

4 champiñones finamente rebanados

$^1/_3$ de taza de mezcla de 6 quesos italianos
Albahaca fresca picada

Precalienta el horno a 220°C. Pon la tortilla en una charola para hornear. Cúbrela con los jitomates machacados, untando uniformemente. Añade el pepperoni, champiñones y queso. Hornea de 5 a 7 minutos, o hasta que el queso se derrita y se empiece a dorar. Retira del horno y completa con la albahaca. Sirve con una ensalada de 2 tazas de verduras mixtas (de bolsa), ½ taza de jitomates cherry y 2 cucharadas de aderezo italiano light.

Sugerencia de compras: La compañía Tía Rosa elabora tortillas de harina en diferentes presentaciones que hallarás en el pasillo del pan o en la sección de alimentos de la mayoría de los supermercados.

Enchiladas de pollo

55 gramos de pechuga de pollo asada, deshebrada
½ taza de frijoles negros de lata remojados y escurridos
¼ de taza de salsa picante para enchiladas, dividida en dos partes
2 cucharadas de queso cheddar reducido en grasa
2 tortillas de maíz chicas (de 15 centímetros) o 1 tortillina Tía Rosa granos enteros mediana (de 20 centímetros)

Precalienta el horno a 200°C. Combina el pollo, frijoles, una parte de la salsa y 1 cucharada del queso en un tazón mediano. Vierte la mezcla en las tortillas. Enrolla éstas con cuidado y colócalas en una charola para hornear chica. (No importa si el relleno se derrama por los lados.) Vierte la salsa restante y completa con el queso restante. Hornea de 10 a 12 minutos, o hasta que el relleno esté caliente.

Sugerencia de preparación: También puedes usar pechuga de pollo cocida; tiene menos calorías que la asada, aunque también menos sabor.

Filete con pimientos

1 filete de sirloin (de 110 gramos), de 2 centímetros de grueso
2 dientes de ajo, divididos
Sal y pimienta negra molida
½ cucharada de aceite de oliva
½ pimiento verde desvenado y finamente rebanado
½ pimiento rojo desvenado y finamente rebanado
$^1/_3$ de cebolla chica, finamente rebanada

Precalienta la parrilla. Quita al filete toda la grasa visible y ponlo en una charola de horno. Corta 1 diente de ajo a la mitad y unta con él ambos lados del filete. Espolvorea sal y pimienta negra. Asa a 10 centímetros del fuego, volteando una vez, de 8 a 12 minutos, hasta que la carne alcance el término deseado (60°C para casi crudo, 70°C para medio y 80°C para bien cocido). No la pierdas de vista mientras se asa, pues podría quemarse rápidamente.

Para la mezcla de pimientos, calienta aceite en una sartén mediana. Agrega los pimientos y la cebolla. Saltea unos minutos a fuego medioalto. Si los pimientos empiezan a quemarse, añade agua, una cucharada por vez, conforme sea necesario. Pica el diente de ajo restante y añade a la sartén. Sigue salteando unos minutos, hasta que los pimientos y cebollas estén suaves. Sirve con el filete.

Sugerencia de preparación: Cuando cocinas con escasa o nula grasa, a veces la comida se pega en la sartén. Si esto ocurre, vierte un poco de agua, 1 cucharada por vez. Ten cuidado; el agua puede salpicar al vaciarla en una sartén caliente.

Hamburguesa con queso

140 gramos de carne molida 95% libre de grasa
¼ de taza de queso cheddar fuerte rallado

1 cucharada de cebolla finamente picada

$^1/_8$ de cucharadita de sal

$^1/_8$ de cucharadita de pimienta negra molida

½ bimbollo Bimbo

Complementos opcionales: lechuga, jitomate, salsa catsup, mostaza, pepinillos

Precalienta la parrilla. Pon la carne, queso, cebolla, sal y pimienta en un tazón chico o mediano. Mezcla, forma una hamburguesa y colócala en la parrilla. Asa a 10 centímetros del fuego de 10 a 13 minutos, o hasta el término deseado (60°C para casi crudo, 70°C para medio y 80°C para bien cocido). Retira la hamburguesa y sirve en el bollo con los complementos opcionales.

Sugerencia de salud: ¡Sorpresa! La pimienta negra es muy saludable. Es rica en *piperina*, que según las investigaciones ayuda a aliviar la artritis, reducir la presión y prevenir deficiencias cardiacas y el mal de Alzheimer.[8]

Pollo a la parmesana

1 pechuga de pollo (de 110 gramos) sin hueso ni piel

2 cucharaditas de aceite de oliva

2 cucharadas de pan molido

1 cucharada de queso parmesano rallado

¼ de taza de salsa marinara

¼ de taza de queso mozzarella rallado

Precalienta el horno a 220°C. Coloca el pollo en una charola para hornear. Unta de aceite ambos lados del pollo. En un tazón chico, mezcla el pan y el queso parmesano. Introduce el pollo en esta mezcla y voltea para cubrir, apretando el pollo contra el pan para que éste se adhiera. Devuelve el pollo a la charola. Hornea de 20 a 25 minutos, o hasta que el pollo esté bien cocido (temperatura interna de 80°C), volteando una vez.

Retira del horno y cubre con salsa marinara y queso mozzarella. Vuelve a meter al horno y hornea unos minutos más hasta que el queso se derrita.

Sugerencia de compras: La salsa marinara que se adquiere en tiendas suele ser alta en azúcar; algunas marcas contienen hasta 10 gramos por porción. Revisa la etiqueta y elige la marca con menos azúcar, o busca una variedad "sin azúcar".

Salmón a la *barbecue* con salsa de mango

1 filete de salmón fresco (de 110 gramos) sin piel, de 1 centímetro de grueso
2 cucharadas de salsa *barbecue*

Para la salsa de mango:
1 taza de mango fresco picado
2 cucharadas de cebolla morada picada
½ pepino chico pelado y picado
1 cucharada de cilantro fresco picado
Jugo de la mitad de una lima chica

Precalienta la parrilla y pon el salmón en ella. Asa 4 minutos a 10 centímetros del fuego. Retira y unta de salsa *barbecue*. Asa 2 minutos. Retira de nuevo, voltea el salmón y embadurna el otro lado. Asa 2 minutos más, o hasta que el pescado se desmenuce fácilmente con un tenedor. Para la salsa, pon el mango, cebolla, pepino, cilantro y jugo de lima en un tazón chico o mediano. Mezcla y sirve con el salmón.

Sugerencia de salud: El grasoso salmón es rico en grasas omega 3, buenas para casi todo tu cuerpo, como el cerebro (donde mejora el ánimo), las arterias (que mantiene flexibles y libres de placa), las articulaciones (aliviando dolores y molestias) y los ojos (donde previene cataratas y otros problemas relacionados con la edad).[9]

Pollo frito

110 gramos de filetes crudos de pechuga de pollo, cortados en tiras de 2 centímetros de grueso

1½ taza de verduras para freír congeladas

2 cucharadas de salsa embotellada

1 taza de arroz integral precocido, como Verde Valle

Cubre ligeramente una sartén mediana con antiadherente en spray. Añade los filetes y fríe de 4 a 5 minutos sin dejar de moverlos, a fuego medioalto. Agrega las verduras y la salsa. Cuece de 3 a 4 minutos más, o hasta que el pollo esté bien cocido y las verduras alcancen el término deseado. Sirve sobre el arroz integral.

Ensalada de ravioles

½ chayote mediano picado

1 taza de jitomates cherry, en mitades

$^1/_3$ de taza de caldo de pollo

2 tazas de espinacas frescas

100 gramos de Pastilandia Ravioles rellenos de queso gourmet

3 cucharadas de queso parmesano rallado

Rocía una sartén mediana o grande con antiadherente en spray. Agrega el chayote y los jitomates y saltea de 2 a 3 minutos a fuego medio-alto. Añade el caldo y las espinacas y sigue salteando de 4 a 5 minutos más, o hasta que el chayote esté suave. Vierte los ravioles cocidos (preparados según las instrucciones del paquete) y revuelve. Retira del fuego. Cubre con el queso antes de servir.

Sugerencia de compras: Hallarás Pastilandia Ravioles rellenos de queso gourmet en el refrigerador del supermercado.

Fettuccine con salsa cremosa de queso

30 gramos de queso crema reducido en grasa o "$^1/_3$ menos grasa"

¼ de taza de leche descremada

$^1/_8$ de cucharadita de sal

1 cucharada de queso parmesano rallado

½ taza de chícharos congelados

1¼ de taza de fettuccine (preparados según las instrucciones del paquete)

Pimienta negra molida

Bate el queso crema, leche y sal en una cacerola chica para hacer la salsa. Pon a hervir, revolviendo constantemente. Añade el queso y revuelve; deja a fuego medio hasta que la mezcla empiece a burbujear y espesar, revolviendo ocasionalmente. Agrega los chícharos y remueve. Vierte la salsa sobre los fettuccine preparados y mezcla hasta que la salsa cubra la pasta. Sazona con pimienta.

Sugerencia de compras: Encontrarás fettuccine en el anaquel de pasta seca del súper.

Minipastel de carne con puré de papa

140 gramos de carne molida 95% libre de grasa

1 cucharadita de pan molido

1 cubito de Knorr caldo de costilla de res

2 cucharaditas de salsa catsup

1¼ de taza Idahoan roasted garlic mashed potatoes

Precalienta el horno a 230°C. Pon la carne, pan, caldo de res y salsa catsup en un tazón chico o mediano. Combina bien. Forma con la mezcla un pequeño rollo ovalado y coloca en una rejilla. Hornea de 15 a 20 minutos, o hasta que el rollo esté bien cocido (temperatura interna de al menos

70°C). No pierdas de vista el rollo mientras se cuece, pues a esa temperatura podría quemarse fácilmente. Sirve con 1¼ de taza Idahoan roasted garlic mashed potatoes, preparadas según las instrucciones del paquete.

Camarones salteados con col y piñón

2 cucharaditas de aceite de oliva

110 gramos de camarones pelados y desvenados, sin cola

1 diente de ajo finamente rebanado

1 taza de col picada

½ taza de alubias de lata, remojadas y escurridas

1 cucharada de piñón

Calienta el aceite en una sartén mediana. Agrega los camarones y saltea a fuego medio-alto de 2 a 3 minutos. Añade el ajo y la col. Saltea de 4 a 5 minutos más, o hasta que los camarones se opaquen. Vierte las alubias y revuelve. Retira del fuego. Espolvorea los piñones antes de servir.

Pollo con espinacas y jitomate

1 pechuga de pollo (de 140 gramos) sin piel ni hueso

1 cucharada de aceite de oliva

3 tazas de espinacas baby frescas

1 diente de ajo rebanado finamente

¾ de taza de jitomate cherry

$^1/_3$ de taza de caldo de pollo

6 aceitunas kalamata deshuesadas y rebanadas

Corta el pollo en tiras de 2 centímetros de ancho. Calienta el aceite en una sartén mediana o grande. Añade el pollo y saltea a fuego medio-alto de 3 a 4 minutos. Añade las espinacas, ajo y jitomates. Saltea de 2 a 3 minutos más. Agrega el caldo y las aceitunas. Deja a fuego lento de 5 a 8 minutos, revolviendo ocasionalmente, hasta que el pollo esté bien cocido y los jitomates suaves.

Sugerencia de salud: El ajo te hace mucho bien. Décadas de estudios científicos demuestran que su consumo regular ayuda a prevenir muchas enfermedades relacionadas con la edad, como deficiencias cardiacas, derrame cerebral, cáncer, demencia senil, artritis y cataratas.

Ostiones con salsa de piña

140 gramos de ostiones frescos o congelados
½ cucharadita de sazonador cajún
2 cucharaditas de aceite de oliva

Para la salsa:
1 ½ taza de piña fresca picada
2 cucharadas de cebolla morada picada
½ chile jalapeño chico desvenado y picado
7 almendras picadas

Descongela los ostiones, de ser necesario. Remójalos y sécalos con una toalla de papel. Ponlos en un tazón mediano con el sazonador cajún y mezcla hasta bañarlos ligeramente. Calienta el aceite en una sartén mediana. Añade los ostiones y cuece a fuego medio-alto de 4 a 5 minutos, o hasta que los ostiones se opaquen. Retira del fuego. Para la salsa, pon la piña, cebolla, jalapeño y almendras en un tazón mediano y mezcla. Sirve con los ostiones.

Sugerencia de salud: ¡Disfruta ese aceite de oliva! Un estudio español sobre la dieta mediterránea, publicado en el *New England Journal of Medicine*, señala que esa dieta puede reducir en 30% infartos y derrames cerebrales en comparación con una dieta baja en grasas, y que el aceite de oliva es quizá el ingrediente de esa dieta más beneficioso para el corazón.

Pasta primavera

$^2/_3$ de taza (55 gramos) de pasta tipo penne
1 cucharada de aceite de oliva
½ calabaza japonesa chica cortada en tiras delgadas
1 pimiento amarillo o anaranjado desvenado y cortado en tiras delgadas
1 taza de portobello o champiñones rebanados
$^1/_3$ de taza de caldo de pollo

Cuece la pasta siguiendo las instrucciones del paquete. Escurre y deja aparte. Calienta aceite en una sartén mediana o grande. Añade la calabaza, pimiento y champiñones y saltea a fuego medio-alto de 5 a 6 minutos. Añade el caldo y sigue salteando unos minutos más, hasta que las verduras estén suaves. Agrega la pasta cocida y revuelve antes de servir.

Sugerencia de compras: Al adquirir la pasta, prueba alguna de las muchas mezclas ya disponibles de cereales integrales. Tienen más nutrientes y fibra que la pasta blanca, y saben casi igual.

Cacerola de huevos con queso

2 huevos grandes
½ taza de leche baja en grasa
¼ de cucharadita de mostaza granulada
¼ de cucharadita de pimienta negra molida
1 rebanada de pan integral cortado en piezas pequeñas
1 rebanada de tocino bien cocido y listo para servir, picado
¼ de taza de queso cheddar rallado, dividida

Precalienta el horno a 200°C. Abre los huevos en un tazón chico. Añade la leche, mostaza y pimienta. Bate hasta combinar y deja aparte. En una cacerola individual coloca el pan, tocino y 3 cucharadas del queso. Mezcla ligeramente. Vierte encima la mezcla de huevo. Hornea 20 minutos, retira del horno y cubre con la cucharada restante de queso. Vuelve a meter al horno de 5 a 10 minutos más, o hasta que un cuchillo insertado en el centro salga limpio.

Sugerencia de salud: Hemos incluido entre las cenas esta receta como de desayuno porque algunos lo adoran y lo extrañan en la dieta DS. No temas el día de dieta a los huevos, el tocino y el queso. Los estudios indican que su generosa dosis de grasas y proteínas contribuye a sentirse lleno por horas, reduciendo así el hambre.[10] Mis investigaciones demuestran que el día de dieta puedes comer *cualquier cosa* y esto no impide la reducción de factores de riesgo de deficiencias cardiacas.

Filete de sirloin con salsa de champiñones

¼ de cucharadita de pimienta negra molida
⅛ de cucharadita de sal con ajo
1 filete de sirloin (de 110 gramos), de 2 centímetros de grueso
Cebollín picado (opcional)

Para la salsa:
1 taza de portobello rebanados
1 taza de champiñones rebanados
¼ de taza de salsa Alfredo light, como Heinz Classico salsa para pasta tipo Alfredo

Precalienta la parrilla. Combina la pimienta y sal con ajo en un tazón chico y unta ambos lados del filete. Coloca éste en una rejilla y asa a 7.5 centímetros del fuego, volteando una vez, de 8 a 12 minutos, o hasta que el filete alcance el término deseado (temperatura interna de 60°C para casi crudo, 70°C para medio y 80°C para bien cocido). Mientras la carne se cuece, prepara la salsa. Rocía una sartén mediana con antiadherente en spray. Añade los champiñones y saltea a fuego medio-alto de 5 a 7 minutos, virtiendo agua, 1 cucharada por vez, de ser necesario, para evitar que los champiñones se quemen. Agrega la salsa Alfredo, revuelve y cuece de 3 a 4 minutos más, o hasta que la salsa esté caliente. Vacía en el filete. Si quieres, remata con el cebollín.

Sugerencia de salud: Los champiñones refuerzan el sistema inmunológico, informan científicos de la Tufts University en el *British Journal of Nutrition*.[11]

Pollo a la cacciatora

$^1/_3$ de taza (40 gramos) de pasta tipo rotini ("tornillos")
1 pechuga de pollo (de 110 gramos) sin hueso ni piel
½ pimiento verde, desvenado y picado
1 taza de champiñones rebanados
1 taza de jitomates en cubos con ajo y albahaca, de lata y sin escurrir

Cuece la pasta siguiendo las instrucciones del paquete. Escurre y deja aparte. Corta la pechuga en piezas pequeñas. Rocía una sartén mediana con antiadherente en spray. Añade el pollo y cuece a fuego medio-alto de 2 a 3 minutos, sólo para dorar el pollo por fuera. Agrega el pimiento y los champiñones y saltea de 4 a 5 minutos más, o hasta que el pimiento esté suave. Añade los jitomates en cubos. Reduce el fuego y deja 5 minutos más. Vierte la pasta cocida y revuelve antes de servir.

Pasta en salsa de crema de jitomate

¾ de taza (55 gramos) de pasta tipo rigatoni ("tubitos")
¾ de taza de salsa marinara

$^1/_3$ de taza de leche baja en grasa al 1%

$^1/_4$ - $^1/_2$ cucharadita de hojuelas de pimiento morrón

2 cucharadas de queso parmesano rallado

Cuece la pasta siguiendo las instrucciones del paquete. Escurre y deja aparte. Vierte la salsa marinara, leche y hojuelas de pimiento en una cazuela chica. Pon a hervir; luego reduce el fuego, agrega el queso y revuelve. Deja a fuego lento sin tapar de 10 a 12 minutos, o hasta que la salsa espese, revolviendo ocasionalmente. Vierte la pasta cocida y revuelve.

Quesadillas de pollo y frijoles

2 tortillinas Tía Rosa taqueritas

$^1/_4$ de taza de frijoles refritos de lata sin grasa

55 gramos de pechuga de pollo cocida, deshebrada o picada

2 cucharadas de queso rallado para tacos reducido en grasa

$^1/_5$ de aguacate pelado y deshuesado, en guacamole

Rocía una sartén mediana con antiadherente en spray. Pon 1 tortilla en la sartén y úntala de frijoles refritos. Completa con el pollo y queso. Coloca la otra tortilla en un plato y úntala con el guacamole. Tapa con ella la otra. Aprieta un poco para que la quesadilla no se abra cuando la voltees. Rocíala con antiadherente en spray. Cuece a fuego medio-alto de 4 a 5 minutos por lado, o hasta que el queso se derrita y las tortillas estén ligeramente doradas.

Sugerencia de salud: El aguacate es la mejor fuente de *grasas monoinsaturadas*, que según ciertos estudios ayudan a controlar el peso, reducir el colesterol LDL y balancear el azúcar en la sangre.

123

Chuleta de cerdo con manzana y cebolla salteadas

I cucharadita de aceite de oliva
I chuleta de cerdo magra sin hueso (de 140 gramos), de I centímetro de grueso
$^1/_3$ de cebolla chica finamente rebanada
I manzana chica, sin centro y finamente rebanada
½ taza de caldo de pollo
I cucharada de vinagre balsámico

Calienta el aceite en una sartén mediana o grande. Deja caer la chuleta y cuece a fuego medio-alto de 4 a 5 minutos por lado, o hasta que la carne esté bien cocida (temperatura interna de al menos 60°C). Traslada la chuleta a un plato y cubre para mantener caliente. Vierte la cebolla y manzana en la sartén, salteando de 1 a 2 minutos para dorar ligeramente por fuera. Vacía en el caldo y vinagre balsámico. Pon a hervir, y luego deja a fuego lento de 8 a 10 minutos o hasta que la cebolla y manzana estén suaves. (Si esta mezcla se pega a la cacerola, vierte un poco de agua.) Sirve con la chuleta.

Sugerencia de salud: Una manzana al día puede mantener lejos al cardiólogo. Investigadores de la Ohio State University descubrieron que quienes comían una manzana al día durante apenas un mes tenían un "enorme" decremento (de 40%) en colesterol LDL oxidado, el tipo de LDL más dañino para las arterias.[12]

Tacos de filete

I filete de sirloin (de 110 gramos)
½ taza de jitomate en cubos con chiles verdes de lata, como Herdez salsa casera, sin escurrir
2 tortillas de maíz chicas para tacos
½ taza de lechuga rallada
2 cucharadas de queso cheddar rallado reducido en grasa

Corta el filete en tiras delgadas. Rocía una sartén mediana con antiadherente en spray. Añade las tiras del filete y saltea de 5 a 6 minutos a fuego medio-alto. Agrega los jitomates y cuece de 5 a 6 minutos más, o hasta que casi todo el líquido se haya evaporado. Divide la mezcla entre ambas tortillas. Completa con la lechuga rallada y el queso.

Pollo con papas asadas a la mostaza

1¼ de tazas de papas rojas, en cubos
2 cucharaditas de aceite de oliva
1 cucharadita de mostaza de Dijon
$1/8$ de cucharadita de sal
1 pechuga de pollo (de 140 gramos)
2 cucharadas de consomé de pollo en polvo

Precalienta el horno a 220°C. Coloca las papas, aceite, mostaza y sal en un tazón chico, mezcla y traslada a una charola para horno. Pon el pollo en otra charola para hornear forrada con papel aluminio. Vierte la marinada en el pollo, volteando para cubrir. Mete el pollo y las papas al horno de 20 a 25 minutos, o hasta que las papas estén suaves y el pollo bien cocido (temperatura interna de 80°C).

Si el pollo se cuece antes que las papas, retíralo y cubre para mantener caliente. Sírvelo con las papas.

Sugerencia de preparación: La marinada contiene azúcar, y cualquier resto de ella que se desprenda del pollo tenderá a pegarse en la charola. Cubrir ésta con papel aluminio facilitará la limpieza.

Salchichas picantes con arroz

1 ½ salchichas San Rafael queso con jalapeño
½ taza de granos de maíz de lata escurridos
½ taza de frijoles negros de lata remojados y escurridos
½ taza de arroz integral precocido, como SOS arroz instantáneo
2 cucharadas de salsa picante embotellada

Sigue las instrucciones del paquete para preparar las salchichas. Deja aparte. En un tazón chico para horno de microondas, combina los granos de maíz, frijoles, arroz y salsa. Hornea en alto 1 minuto. Retira y revuelve. De ser necesario, hornea otros 30 segundos a 1 minuto, o hasta que la mezcla esté caliente. Sirve las salchichas con la mezcla de arroz, granos de maíz y frijoles.

Sugerencias de compras y preparación: Usualmente hallarás salchichas San Rafael en el refrigerador, cerca de las carnes frías empacadas. Remojar los frijoles enlatados les resta mucho sodio, así que antes de usarlos vacíalos en una coladera, remójalos bien con agua fría y déjalos reposar un minuto para que escurran.

Alambre de bistec

250 gramos de bistec de res
40 gramos de tocino de pavo bajo en grasa
100 gramos de pechuga de pavo baja en sal
100 gramos de queso oaxaca
½ cebolla blanca
1 pimiento
Salsa inglesa

Filetea la cebolla y el pimiento. Pica el bistec, la pechuga de pavo y el tocino. Deshebra el queso. Calienta una sartén a fuego medio y agrega la cebolla y el pimiento. Coloca el bistec y el tocino. Sazona con salsa inglesa al gusto. Ya que el bistec esté cocido integra la pechuga de pavo y baja el fuego. Gratina con el queso oaxaca antes de servir.

Se puede acompañar con una tortilla de nopal calentada en el comal.

Enchiladas de salsa verde o roja

110 gramos de pollo deshebrado
3 tortillas de nopal
50 gramos de queso mozzarella bajo en grasa, rallado
½ taza de salsa verde o roja picante
1 cucharadita de crema baja en grasa
2 cucharaditas de aceite de oliva
¼ de cebolla blanca

Precalienta el horno a 180°C. En una sartén grande sobre fuego medio-alto calienta el aceite. Agrega la salsa verde (o roja). Calienta ligeramente las tortillas. En un recipiente para hornear colócalas y distribuye el pollo en las tres tortillas, dóblalas por la mitad. Vierte la salsa sobre ellas, cubre con el queso mozzarella rallado. Hornea por 5-10 minutos o hasta que el queso esté derretido. Sirve con la crema y cebolla picada.

Pizza vegetariana

1 tortillina Tía Rosa granos enteros
4 cucharadas de salsa de jitomate sazonada
½ taza de queso mozzarella
100 gramos de champiñones rebanados

50 gramos de aceitunas negras
½ cebolla
1 pimiento verde

Precalienta el horno a 180°C y mete el pimiento por 30 minutos. Al sacarlo, ponlo en una bolsa de plástico y espera a que se enfríe. Retira la piel y semillas, pica en julianas y reserva. Cubre la tortilla con la salsa, el queso rallado, el pimiento, la cebolla, las aceitunas y los champiñones. Mételos al horno a 240°C o hasta que el queso se dore. Parte en seis triángulos y sirve con un poco de albahaca fresca.

Refrigerios de 100 calorías

Barcas de hummus con pepino

1 pepino mediano
¼ de taza de Obela hummus con chipotle (o de cualquier otro sabor)
Páprika dulce o sal para sazonar (opcional)

Parte el pepino a lo largo. Quita con una cuchara las semillas de cada mitad. Unta 2 cucharadas de hummus en cada mitad. Espolvorea pimentón y/o sal, si quieres.

Paleta de moras

$^1/_3$ de taza de yogur griego natural sin grasa
¼ de taza de jugo de naranja
¼ de taza de arándanos (frescos o congelados)
¼ de taza de fresas (frescas o congeladas)
Molde para paletas, o una taza de plástico de 120 a 180 mililitros
Palo de paleta

Vierte el yogur, jugo y fruta en una licuadora o procesador de alimentos pequeño y bate o procesa hasta que la mezcla esté cremosa. Vacía en el molde o taza. Coloca el palo de paleta en posición vertical en medio del molde o taza y congela hasta endurecer. Saca la paleta del molde o taza y sirve.

Sugerencia de salud: Las moras son superfrutas. Nuevos estudios indican que comer regularmente arándanos o fresas ayuda a reforzar el sistema inmunológico, reducir la presión, balancear el azúcar en la sangre, mejorar la memoria y hasta impedir que lesiones precancerosas deriven en cáncer.

Fruta con queso para untar

1 pieza de queso La Vaca que Ríe original
½ manzana chica cortada en rebanadas
½ pera chica cortada en rebanadas

Unta las rebanadas de manzana y pera con el queso.

Galleta con crema de cacahuate y plátano

1 cucharadita de crema de cacahuate cremosa
1 galleta integral (de 6 centímetros)
¼ de plátano chico (de 15 centímetros) cortado en rebanadas

Unta la galleta con la crema de cacahuate y completa con el plátano rebanado.

Sugerencia de salud: ¿Te preocupa que comer plátano aumente tu azúcar en la sangre? Tranquilízate. Un estudio en el *International Journal of Food Sciences and Nutrition* demuestra que un plátano es un refrigerio saludable para quien intenta regular sus niveles de glucosa, aun si tiene diabetes.[13]

129

Manjar de yogur griego

½ recipiente de 180 mililitros de yogur griego sin grasa
2 fresas sin rabo y rebanadas
¼ de taza de cereal Trix
Gotitas de esencia de vainilla

Vacía el yogur en una taza y agrega las fresas, el cereal y las gotitas de vainilla.

Sugerencia de salud: El yogur griego es yogur normal colado o filtrado para quitarle el suero, lo que le da una consistencia más cremosa y un sabor más ácido; tiene la mitad de azúcar y casi el doble de proteínas del yogur normal.

Palillos de jícama

2 rebanadas (de 30 gramos) de pechuga de pavo de primera
1 cucharadita de mostaza de Dijon
¾ de taza de jícama pelada y rebanada en palillos gruesos

Pon las rebanadas de pavo en un plato. Unta con mostaza de Dijon. Corta el pavo en tiras suficientes para cubrir cada palillo de jícama. Envuelve cada uno con una tira de pavo.

Sugerencia de salud: La jícama es un tubérculo parecido al nabo, de sabor dulce y pastoso semejante al de la manzana. Es rica en fibra y vitamina C.

Pila de chocolate

I cucharadita de crema de cacahuate
I cuadrito de chocolate Hershey's dark chocolate
4 fresas sin rabo

Unta crema de cacahuate en el chocolate y remata con las rebanadas de una fresa. Sirve con las fresas restantes.

Sugerencia de salud: El chocolate oscuro es rico en antioxidantes que protegen tus arterias. Las investigaciones demuestran que comer regularmente una cantidad reducida de chocolate oscuro contribuye a bajar la presión, el colesterol LDL y el riesgo de deficiencias cardiacas y derrames cerebrales, ¡e incluso reduce el riesgo de un segundo infarto![14]

Mezcla de resistencia

½ taza de cereal Nestlé Golden Grahams
¼ de taza de cereal Cheerios
15 pasas

Mézclalo todo en un tazón chico.

Sugerencia de salud: Un estudio canadiense señala que comer pasas como refrigerio te hace sentir más lleno y consumir menos calorías después, en comparación con comer uvas, papas fritas o galletas.[15]

Tostado fresco

½ pieza de Bimbo Thins granos selectos
2 cucharadas de Obela hummus con chipotle
½ pepino chico, rebanado
Sal (opcional)

Tuesta el pan, úntalo de hummus y completa con las rebanadas de pepino.
Si quieres, añade una pizca de sal.

Jitomates, pimientos y queso

½ jitomate mediano
½ pimiento amarillo desvenado
1 pieza de queso mozzarella (de 30 gramos)

Pica el jitomate y el pimiento en trozos grandes y vierte en un tazón chico.
Corta el queso en piezas pequeñas. Agrega el queso al tazón y revuelve.

Crocante de manzana

½ taza de puré de manzana sin endulzar
¹/₈ o ¼ de cucharadita de canela
¼ de taza de cereal Nestlé Cheerios Manzana Canela

Pon el puré en un tazón para microondas. Añade la canela y revuelve.
Hornea en alto de 20 a 30 segundos, o hasta que el puré esté caliente. Pon
el cereal en otro tazón, tritúralo levemente con la parte trasera de una cuchara y vacíalo en el puré.

Sugerencia de salud: La canela actúa como insulina controladora de la glucosa en el cuerpo; los estudios demuestran que aun un poco de canela en una comida balancea el azúcar después de ingerirla.[16]

Palillos de waffles con fruta

- 1 Aunt Jemima low fat waffle (Eggo), tostado
- 2 cucharaditas de queso crema reducido en grasa
- 1 cucharadita de Smucker's mermelada sin azúcar (de cualquier sabor)

Tuesta el waffle y úntalo con el queso crema y la mermelada. Corta en 3 a 4 "palillos" para comer.

Ensalada de atún

- 1 jitomate chico
- 55 gramos de atún light en agua, escurrido
- 1 cucharada de aderezo light ranch

Quita el rabo del jitomate y córtalo en cuartos, unidos en la base. Vacía el atún en un tazón chico, vierte el aderezo y mezcla. Pon una cucharada de atún sobre las rebanadas de jitomate.

Sundae de yogur con chocolate

- ½ recipiente de 180 mililitros de yogur griego sin grasa
- ¼ de taza de cereal Cheerios de chocolate

Pon el yogur en un tazón chico y corona con el cereal.

Bagel con fresas

½ taza de fresas maduras rebanadas
I cucharadita de azúcar
¼ New York Deli & Bagel sabor integral

Pon las fresas y el azúcar en un tazón chico. Machaca ligeramente las fresas con la parte de atrás de un tenedor; no te excedas hasta aguadarlas: necesitas una mermelada untable. Tuesta el bagel y úntalo con la mezcla de fresa.

Muffin con jitomate y albahaca

½ New York deli & Bagel muffin estilo inglés
I jitomate Roma (jitomate pera o italiano) chico rebanado
2-3 hojas frescas de albahaca
2 cucharadas de queso mozzarella rallado

Precalienta el horno a 200°C. Tuesta la mitad del muffin. Completa con el jitomate, albahaca y queso. Hornea de 4 a 5 minutos, o hasta que el queso se derrita.

Sugerencia de salud: Dos compuestos de la albahaca —*orientina* y *vicenina*— son eficaces inhibidores de radicales libres, las moléculas anticélulas que son una de los principales causantes del envejecimiento y enfermedades crónicas.

Bagel de canela con queso y naranja

¼ de Bakers delight bagel pasas y canela

1 cucharada de queso crema reducido en grasa

2 cucharaditas de jugo de naranja

¼ o ½ cucharadita de cáscara de naranja rallada

Tuesta el bagel. Pon el queso crema en un tazón chico y añade el jugo y la cáscara de naranja. Mezcla bien y unta el bagel tostado.

Sugerencia de salud: Estudios en *Nutrition Research*[17] y el *American Journal of Clinical Nutrition*[18] indican que el jugo de naranja reduce el colesterol LDL y aumenta el colesterol bueno (HDL).

Sándwich de pepino

½ pieza de Bimbo Thins granos selectos

¼ de taza de queso cottage bajo en grasa

¼ de pepino pelado y finamente rebanado

Una pizca de sazonador de pimienta con limón o sal

Tuesta el pan y cúbrelo con el queso y el pepino. Espolvorea un poco de condimento.

Sugerencia de salud: Estudios asocian el consumo regular de queso cottage y otros productos lácteos ricos en calcio con el balance del azúcar en la sangre y menos presión arterial, menor aumento de peso y reducción de cintura.

Pan tostado de fresas con queso

½ pieza de Bimbo Thins granos selectos
I pieza de queso La Vaca que Ríe
I fresa rebanada

Tuesta el pan, úntalo con el queso y cubre con las rebanadas de fresa.

Smoothie de cerezas con almendras

I taza de leche de almendras sabor vainilla sin endulzar Blue Diamond Almond Breeze
½ taza de cerezas congeladas
I taza de hielo

Vacía todos los ingredientes en una licuadora y licúa hasta combinar.

Sugerencia de salud: Un tazón de cerezas es salud. Estudios de la Boston University School of Medicine demuestran que ayudan a prevenir la gota (problema de salud cada vez más frecuente) o sus ataques si ya se padece esa enfermedad.[19] Otras investigaciones señalan que las cerezas reducen los triglicéridos y la proteína C reactiva, dos factores de riesgo de deficiencias cardiacas.[20] ¡Comer cerezas antes de dormir incluso puede mejorar el sueño![21]

Espirales de jamón y queso

½ cucharadita de mostaza
I rebanada de jamón magro (de 30 gramos)
I hoja de lechuga
I pieza de queso mozzarella (de 30 gramos)

Unta de mostaza el jamón y coloca la lechuga. Pon el queso en el centro de ésta y enrolla. Corta el rollo en 2 o 3 piezas para servir.

Sugerencia de salud: Un poco de mostaza hace mucho por tu salud. La mostaza pertenece a la familia de las crucíferas, que combaten el cáncer e incluyen al brócoli, la col de Bruselas y la col. La semilla de mostaza contiene cantidades concentradas de los mismos compuestos anticáncer de esas verduras.

Tiras de tortilla con canela

1 tortillina Tía Rosa granos enteros
1 cucharadita de sazonador de canela con azúcar

Precalienta el horno a 180°C. Coloca la tortilla en una base para cortar, rocíala con antiadherente en spray, espolvoréala uniformemente de azúcar con canela y córtala en 4 a 5 tiras. Traslada las tiras a una charola de horno y hornea de 6 a 9 minutos o hasta que las tiras estén crujientes y levemente doradas.

Sugerencia de preparación: Si no tienes sazonador de azúcar con canela, combina 1 cucharadita de azúcar con $1/8$ de cucharadita de canela.

Galletas con zanahoria y queso crema

1 cucharada de queso crema Kraft Philadelphia light
2 galletas de centeno Santiveri tostadas con salvado
1 cucharada de zanahoria rallada

Unta ½ cucharada de queso crema en cada galleta. Añade a cada una ½ cucharada de zanahoria rallada.

Sugerencia de salud: Científicos finlandeses llaman el "factor centeno" al hecho de que los niveles de azúcar en la sangre se mantienen excepcionalmente balanceados después de comer un platillo con pan de centeno.[25]

Plátanos con aderezo de moras crujientes

½ plátano
1 cucharada de yogur griego sin grasa
¼ de taza de cereal Kellog's Special K tentación frutal

Corta el plátano a lo largo y ponlo en un plato, con el lado del corte hacia arriba. Unta cada mitad con ½ cucharada de yogur y remata con 2 cucharadas de cereal.

Fresas con aderezo de frutas

3 cucharadas de yogur griego bajo en grasa
2 cucharaditas de St. Dalfour mermelada sin azúcar (de cualquier sabor)
6 fresas medianas sin rabo

Pon el yogur y la mermelada en un tazón chico y combina; usa la mezcla como aderezo para las fresas.

Sugerencia de salud: Añadir fresas a tu dieta durante ocho semanas reduce el colesterol total y LDL, reportan científicos de la Oklahoma State University en *Nutrition Research*.[23]

Rollos de lechuga con pavo

3 rebanadas (de 30 gramos) de pechuga de pavo de primera
3 pepinillos con eneldo
3 hojas chicas de lechuga

Envuelve cada pepinillo con una rebanada de pavo, y luego ésta con la lechuga.

Mezcla salada y dulce

1 taza de palomitas Act II reducidas en grasa
15 cacahuates Mafer tostados sin aceite
15 arándanos

Pon todos los ingredientes en un tazón mediano y revuelve.

Sugerencia de salud: Como bocadillo, las palomitas sacian el hambre y reducen el apetito mucho mejor que las papas fritas, según un estudio en *Nutrition Journal*.[24]

Tostadas de maíz con jocoque

1 paquete de Salmas galletas de maíz horneadas
2 cucharadas de jocoque seco Libanius

Unta las galletas con jocoque

Nota: puedes cambiar el jocoque seco por 3 cucharadas de guacamole.

5 Haz dieta cada tercer día sin mover un solo dedo
Vuelve supersimple tu vida: calienta un platillo congelado el día de dieta

Cuando piensas en **"alimentos congelados"**, ¿sigues imaginando una cena para ver la tele de carne correosa, papas aguadas y chícharos tan duros como piedras? Bueno, si últimamente no te has asomado a las puertas de vidrio de la sección de alimentos congelados de tu supermercado, te llevarás una grata sorpresa.

Los platillos congelados de hoy son maravillas del ingenio culinario del siglo XXI, ideados para brindar máximo sabor y nutrición. De hecho, algunos fueron concebidos por chefs famosos. Dos ejemplos: los alimentos congelados Bertolli, creados por el chef Rocco DiSpirito, autor de *Now Eat This!* (¡Ahora come esto!), bestseller # 1 del *New York Times*, y Barefoot Contessa Sauté Dinners for Two, creados por Ina Garten, estrella del programa *Barefoot Contessa* (La condesa descalza) de la Food Network.

En los congeladores puedes elegir entre distintas cocinas nacionales, como italiana o china, o seleccionar platillos informales como pizza o alas de pollo fritas, o favoritos clásicos como pastel de carne o macarrones gratinados. Si eres vegetariano, puedes disfrutar de sabrosos sustitutos de carne. E incluso puedes consumir alimentos orgánicos.

Pero he aquí lo mejor para los practicantes de la dieta del día siguiente: hallarás *gran cantidad* de platos congelados de 400 calorías o menos, muy por debajo del límite de las 500 calorías del día de dieta. (Los platos fuertes que hemos elegido aquí suelen ser de 400 calorías o menos, para dejar margen a un refrigerio de 100 calorías, con objeto de que el día de dieta puedas comer dos veces.)

En suma, consumir un platillo congelado de 400 calorías (o menos) en la comida o cena es quizá la forma más fácil y segura de manejar el día de dieta de la dieta del día siguiente y de bajar cuanto quieras lo más pronto posible.

- *La más fácil*, porque lo único que tienes que hacer es meter el plato al microondas. En cuanto a los "guisos en sartén" congelados, pasarás 10 minutos en la estufa.
- *La más segura*, porque sabrás sin lugar a dudas que el plato que estás comiendo se halla dentro de los límites de calorías del día de dieta.

En muchos de mis estudios hemos dado platillos congelados a los participantes, y *comprobado* que les gusta mucho usar comidas congeladas como una forma cómoda y simple de controlar sus calorías en el día de dieta. De hecho, una vez concluido un estudio, muchos de ellos han buscado en el supermercado justo los mismos platillos, y descubierto —para su deleite— que hay todo un mundo de opciones a su disposición.

En este capítulo encontrarás una extensa gama de deliciosas selecciones, reunidas especialmente para este régimen.

Hemos dividido los alimentos congelados de acuerdo con sus ingredientes en:

- Carnes (res y cerdo)
- Aves (pollo y pavo)
- Pescados y mariscos
- Embutidos y quesos
- Pan, pasta y tortilla
- Comida rápida
- Verduras
- Cocinas internacionales: árabe, china y española

En cada una de estas categorías describiremos las principales marcas y ofreceremos varias "delicias del día de dieta", platillos que creemos que te van a encantar. Te recomendamos revisar siempre en la etiqueta de información nutricional las calorías por porción y ajustar la cantidad conforme a eso. Hemos empleado varios criterios para elegir esas marcas y comidas, entre ellos los siguientes:

- *Una escala de calorías* menor al límite de 500 del día de dieta. Hallarás platillos de 100 a 490 calorías. Si eliges uno muy bajo, ¡come otro!
- *Variedad*, para que no te aburras el día de dieta.
- *Sabor*, para que disfrutes de la hora de la comida.
- *Platos sustanciosos y ligeros*. Nuestra intención fue brindarte platillos más pesados y abundantes, como pastel de carne y puré de papas, para los fríos meses del invierno, y comidas ligeras para la primavera y el verano, como pastas.

Te ofreceremos además un plan de dos meses para el día de dieta, con una selección de 30 platos congelados para 30 días de dieta. Si quieres hacer régimen más de dos meses, repite el plan al llegar al día 60. Pero aun si decides manejar el día de dieta consumiendo alimentos congelados, no es forzoso que sigas el plan de este capítulo. Las opciones que te brindamos son meras sugerencias. Si lo deseas, elige tus propios platillos, siempre y cuando sean de 500 calorías o menos.

Dado que los platos que te proponemos son de menos de 500 calorías, cada día de dieta puede incluir uno o más refrigerios. Para volver supersimples tus decisiones a este respecto, te ofreceremos una amplia lista de refrigerios de 50 a 160 calorías, organizada por nivel de calorías (50 calorías, 90 a 100 calorías, 100 calorías, etcétera). Simplemente, ajusta el refrigerio al platillo. Por ejemplo, si éste es de 400 calorías, elige un refrigerio de 100. O si el plato es de 350 calorías, elige un refrigerio de 150.

Este capítulo te permitirá dejar de contar calorías, porque ya las hemos contado por ti. Si sigues el plan de dos meses para el día de dieta, ese día jamás consumirás más de 500 calorías. Y nunca tendrás que decidir qué comer, porque nosotros ya te hemos propuesto una sabrosa opción de plato fuerte y una enorme lista de refrigerios asociados. Lo único que tú tienes que hacer es bajar de peso; y con el plan de dos meses para el día de dieta, la pérdida de peso es prácticamente automática.

Maximiza tu microondas

Si sigues el plan de dos meses para el día de dieta, usarás mucho tu horno de microondas, e incluso, quizá, el viejo microondas de la oficina cuando comas ahí. Aunque cocinar en microondas es muy sencillo, sigue estas sugerencias clave para que tus alimentos se cuezan de modo uniforme y sin riesgos.

No sólo calientes: cocina. Los alimentos congelados deben cocinarse, no sólo calentarse. Esto es así porque un bistec o pechuga de pollo mal cocido podría contener salmonella, la bacteria causante de intoxicaciones. Apuesta a lo seguro: compra un termómetro para carne y checa ésta para confirmar que se haya cocido bien. El pollo debe estar a al menos 80°C, y la carne de res de 60°C (término medio) a 80°C (bien cocida).

Presta atención al wattaje. La potencia de salida de los hornos de microondas suele ir de 600 a 1200 watts; a mayor wattaje, cocción más rápida y pareja. Pero el wattaje disminuye con el tiempo. Así, si un paquete instruye microhornear 3 minutos pero tú usas un microondas con 10 o 20 años de uso, es probable que tengas que microhornear 5 minutos para obtener una cocción satisfactoria. Usa tu termómetro de alimentos para confirmar que la carne esté bien cocida.

El wattaje del microondas aparece en la carátula de la unidad, o en el interior. ¿No lo encuentras? Pon a hervir entonces una taza de agua, y toma el tiempo que tarda para llegar al punto de ebullición. Un microondas de 700 watts hierve una taza de agua en 2 minutos 30 segundos; uno de 1,000 watts, en 1 minuto 45 segundos, y uno de 600 en 2 minutos 55 segundos. (Para una gráfica de puntos de ebullición y wattajes —de 300 a 1,625—, visita la página www.microwave cookingforone.com/Charts/Wattage.html, en el sitio de Marie T. Smith, autora de *Microwave Cooking for One* [Cocina para ti en microondas].)

No uses el botón preprogramado. Quizá tu microondas tenga una opción preprogramada, como Frozen Meal ("Alimentos congelados"). No la uses. Sigue las instrucciones del paquete y cocina tu comida durante el tiempo indicado.

Lee bien las instrucciones y síguelas. Si indican voltear el platillo durante su cocción, o levantar la tapa, o no descubrirlo, hazlo. De este modo obtendrás un platillo que te sepa bien, no cocido de menos ni de más.

No cocines dos platos a la vez. A menos que el paquete indique que puedes hacerlo, no metas dos platos al mismo tiempo; consumirán más energía y no se cocerán de manera uniforme.

Cocina en el paquete de fábrica. No pases la comida a otro plato o recipiente, porque no se cocerá bien; por ejemplo, una crujiente base de pizza podría acabar siendo pastosa.

Retírate de 30 a 60 centímetros. Las ondas de los microondas son una modalidad de radiación electromagnética similar a la emitida por televisores, monitores de computadora, secadoras de pelo, aparatos de aire acondicionado y aspiradoras. ¿Son peligrosas estas ondas? Muchos expertos en medio ambiente dicen que no. Pero otros, como el doctor David Carpenter, director del Institute for Health and the Environment de la Universidad de Albany, Nueva York, recomiendan tomar precauciones, porque aun los bajos niveles de radiación electromagnética de los electrodomésticos podrían dañar nuestras células.

> **El consejo del doctor Carpenter:** retírate un poco del microondas mientras haces de comer. Alejarse 30 centímetros reduce la radiación de 200 a 40 miligausses (mG); alejarse un metro la reduce a 2 mG.

Platillos congelados para el día de dieta

CARNES

Res

El Cazo: barbacoa (140 g, 290 kcal)
Sukarne: fajitas de arrachera (210 g, 390 kcal)
El Cazo: burrito deshebrada con frijoles (1 pieza, 245 kcal)
Del Real: carne deshebrada (85 g, 213 kcal)
Practirico: albóndigas (100 g, 190 kcal)

Cerdo

Río Sonora: cochinita pibil (170 g, 270 kcal)
Del Real: carnitas (85 g, 210 kcal)
Sir Richards: costillas BBQ (130 g, 320 kcal)
Kirkland: carne deshebrada (112 g, 310 kcal)
La Sierra: chicharrón en salsa verde (200 g, 190 kcal)

AVES

Pollo

Bachoco: pechuga ajo-limón (160 g, 210 kcal)
Italian Village: albóndigas (6 albóndigas, 140 kcal)
Tyson: nuggets (6 piezas, 280 kcal)
Lean Cuisine: pollo con ajonjolí (1 paquete, 330 kcal)
Fud: pechugas rellenas de jamón, queso y vegetales (2 piezas, 400 kcal)
Bachoco: pechuga al mezquite (400 g o 1/3 paquete, 400 kcal)
Bachoco: palomitas (130 g, 384 kcal)
Pilgrims: patties con especias (2 piezas, 340 kcal)
El Cazo: pollo pibil (120 g, 250 kcal)
Tyson: pechuga California (140 g, 160 kcal)
Tyson: pechuga Lemon Pepper (200 g, 300 kcal)
Bachoco: nuggets de pechuga (195 g, 380 kcal)
Lean Cuisine: pollo Makhani (1 paquete, 290 kcal)
Foster Farms: Honey BBQ Glazed Wings (5 piezas, 180 kcal)
Foster Farms: Chipotle Wings (3 piezas, 300 kcal)
Tyson: pechuga teriyaki (150 g, 220 kcal)

Pavo

Bachoco: milanesa de pechuga (200 g, 250 kcal)
Italian Village: albóndigas (6 piezas, 170 kcal)

PESCADOS Y MARISCOS

SeaPak: camarón empanizado (15 piezas, 120 kcal)
Fisher Boy: palomitas de camarón (84 g, 240 kcal)

Seviroli: ravioles rellenos de camarón y cangrejo (4 piezas, 380 kcal)
South Wind: carpaccio de pulpo (200 g, 222 kcal)
Trident: tilapia empanizado con panko (1.5 filetes, 240 kcal)
High Liner: bacalao asado con limón y pimienta (2 filetes, 280 kcal)
Fisher Boy: barritas de pescado (7 piezas, 250 kcal)
Gorton's: grilled salmon (1 paquete, 100 kcal)
Sierra Madre: pescado multigrano (200 g, 360 kcal)
Neptuno: pescado marinado (150 g, 150 kcal)
Neptuno: pescado empanizado (200 g, 300 kcal)
Neptuno: pescado en salsa de mostaza (200 g, 160 kcal)
Neptuno: pescado en salsa de cilantro (200 g, 160 kcal)

EMBUTIDOS Y QUESOS

Amy's: Country Cheddar Bowl (1 pieza, 430 kcal)
El Cazo: burrito con jamón y queso (1 pieza, 225 kcal)
Foster Farms: mini corn dogs (6 piezas, 300 kcal)
Don Lee: banderilla (1 pieza, 246 kcal)
Jones: salchichas de carne de cerdo (3 piezas, 216 kcal)

PAN, PASTA Y TORTILLA

Ole Ida: bagel bites, cheese and pepperoni (88 g, 194 kcal)
Ole Ida: bagel bites, tres quesos (88 g, 192 kcal)
Michael Angelo's: linguini con camarones (1 paq, 260 kcal)
Nuovo: ravioles de pato (155 g, 310 kcal)
Miltons: lasaña de vegetales (250 g, 320 kcal)
Lean Cuisine: canelones de queso (1 paquete, 240 kcal)
Kirkland: lasaña de salchicha italiana (226 g, 390 kcal)
Di Pranzo: lasagna bolognesa (100 g, 190 kcal)
Pasta Prima: ravioles de pollo a la parrilla y queso (100 g, 228 kcal)

Italian Village: ravioles con queso (13 piezas, 220 kcal)
Italian Village: manicotti relleno de queso (2 piezas, 290 kcal)
Alamesa: enchiladas potosinas (2 piezas, 315 kcal)
La Sierra: chilaquiles rojos (185 g, 274 kcal)
San Miguel: chilaquiles rojos (180 g, 398 kcal)
Simple Cuisine: risotto con verduras y queso (190 g, 290 kcal)

COMIDA RÁPIDA

Pizza

San Rafael: pizza hawaiana (240 g, 380 kcal)
San Rafael: pizza pepperoni (140 g, 340 kcal)
Amy's: pizza de champiñones y aceitunas (1/3 de pieza, 250 kcal)
Red Baron: pizza clásica suprema (1/5 de pieza, 310 kcal)
Leonardo: pizza Chicago Style de espinaca con queso (114 g, 260 kcal)
Amy's: pizza de espinaca y tomates orgánicos (1/3 de pieza, 310 kcal)
Kirkland: pizza de queso (1/4 de pieza, 280 kcal)
World Table: pizza de cuatro quesos (1/4 de pieza, 186 kcal)
World Table: pizza Margarita (1/4 de pieza, 212 kcal)
World Table: pizza de pepperoni (1/4 de pieza, 187 kcal)

Hamburguesas

Libra: Magnific burger con tocino (1 pieza, 330 kcal)
Amy's: Texas burger (1 pieza, 140 kcal)
Great Value: hamburguesa con tocino (100 g, 250 kcal)
Bachoco: hamburguesa de pavo (270 g, 350 kcal)
Magic Burger: Veggie burger (90 g, 164 kcal)

PAPA Y ELOTE

Dee Amoré: cáscaras de papa con queso (4 piezas, 400 kcal)
World Table: batter bites (85 g, 294 kcal)
TGI Fridays: potato skins (1 paquete, 416 kcal)
Skits: esquites botaneros (200 g, 196 kcal)

VERDURAS

Nancy's: Petite Quiche Florentine (6 piezas, 280 kcal)
Garden Lites: soufflé de vegetales a la parrilla (1 tazón, 160 kcal)
Don Lee: Super Foods Veggie Patty (2 hamburguesas, 350 kcal)
TGI Fridays: queso con espinaca y alcachofa (1 paquete, 236 kcal)
McCain: jalapeño poppers (3 piezas, 254 kcal)

COCINAS INTERNACIONALES

Árabe

Libanius: hojas de parra con carne (235 g, 380 kcal)
Libanius: kibes (135 g, 380 kcal)
Libanius: tabule vegetariano (170 g, 360 kcal)
Libanius: falafel vegetariano (4 piezas, 300 kcal)

China

Rice Gourmet: tazón de pollo asado teriyaki (1 pieza, 440 kcal)
Ling Ling: mini rollos primavera (3 piezas, 211 kcal)
Bibigo: mini wontons de pollo con cilantro (4 piezas, 223 kcal)

Tai Pei: shrimp fried rice (1 pieza, 440 kcal)
Tai Pei: pollo teriyaki (1 paquete, 226 kcal)

Española

Fridela: pimiento del piquillo con bacalao (225 g, 300 kcal)
Fridela: croquetas de jamón serrano (100 g, 200 kcal)
Fridela: croquetas de chorizo ibérico (100 g, 200 kcal)
Fridela: aros de pescado (100 g, 220 kcal)
World Table: paella (250 g, 334 kcal)

Tu plan (supercómodo y superfácil) de dos meses para el día de dieta

¿Puede haber algo más fácil que microhornear un platillo congelado para comer el día de dieta? ¡Sí! Optar por los platos recomendados en nuestro plan de dos meses para el día de dieta. Siguiendo este plan no tendrás que tomar *ninguna* decisión a la hora de comer el día de dieta. Come el platillo sugerido y elige un refrigerio de nuestra lista "Refrigerios para combinar" al final del capítulo, sumando las calorías del plato con las del refrigerio para ajustarte a tu meta de calorías diaria. *Ejemplo*: si el plato tiene 380 calorías, selecciona un refrigerio de 120 para obtener un total de 500.

Pero no te preocupes demasiado si rebasas de 25 a 50 las 500 calorías; si, por ejemplo, comes un plato de 400 calorías y eliges un refrigerio de 120. Lo importante es que casi todos los días de dieta estés muy cerca de tu meta de 500 calorías, y rara vez la excedas. ¿Listo para comenzar hoy la dieta del día siguiente?

Día de dieta 1
Plato fuerte: San Rafael: pizza hawaiana (240 g, 380 kcal)
Refrigerio: uno de 120 calorías

Día de dieta 3
Plato fuerte: Río Sonora: cochinita pibil (170 g, 270 kcal)
Refrigerio: otro plato de 230 calorías, o 230 calorías de refrigerios

Día de dieta 5
Plato fuerte: Dee Amoré: cáscaras de papa con queso (4 piezas, 400 kcal)
Refrigerio: uno de 100 calorías

Día de dieta 7
Plato fuerte: Sierra Madre: pescado multigrano (200 g, 360 kcal)
Refrigerio: uno de 140 calorías

Día de dieta 9
Plato fuerte: Fisher boy, palomitas de camarón (120 g, 350 kcal)
Refrigerio: otro plato de 150 calorías, o 150 calorías de refrigerios

Día de dieta 11
Plato fuerte: Sukarne: fajitas de arrachera (210 g, 390 kcal)
Refrigerio: uno de 110 calorías

Día de dieta 13
Plato fuerte: Rice Gourmet, tazón de pollo asado teriyaki
(1 tazón, 440 kcal)
Refrigerio: uno de 60 calorías

Día de dieta 15
Plato fuerte: Amy's: Country Cheddar Bowl (1 pieza, 430 kcal)
Refrigerio: uno de 70 calorías

Día de dieta 17

Plato fuerte: Tyson: pechuga Lemon Pepper (200 g, 300 kcal)
Refrigerio: 200 calorías de refrigerios

Día de dieta 19

Plato fuerte: Seviroli: ravioles rellenos de camarón y cangrejo
(4 piezas, 380 kcal)
Refrigerio: uno de 120 calorías

Día de dieta 21

Plato fuerte: Fisher boy, barritas de pescado (10 piezas, 350 kcal)
Refrigerio: otro plato de 150 calorías, o 150 calorías de refrigerios

Día de dieta 23

Plato fuerte: El Cazo: burrito de carne deshebrada con frijoles
(1 pieza, 245 kcal)
Refrigerio: 255 calorías de refrigerios

Día de dieta 25

Plato fuerte: Leonardo: pizza Chicago Style de espinaca con queso
(114 g, 260 kcal)
Refrigerio: 240 calorías de refrigerios

Día de dieta 27

Plato fuerte: El Cazo, pollo pibil (170 g, 350 kcal)
Refrigerio: uno de 150 calorías

Día de dieta 29

Plato fuerte: Libanius: hojas de parra con carne (235 g, 380 kcal)
Refrigerio: uno de 120 calorías

Día de dieta 31
Plato fuerte: Bachoco: pechuga de pollo al mezquite (400 g, 400 kcal)
Refrigerio: uno de 100 calorías

Día de dieta 33
Plato fuerte: Amy's: Texas burger (140 calorías más bollo
de hamburguesa de 110 calorías = 250 calorías)
Refrigerio: otro plato de 250 calorías, o 250 calorías de refrigerios

Día de dieta 35
Plato fuerte: Miltons: lasaña de vegetales (250 g, 320 kcal)
Refrigerio: uno de 180 calorías

Día de dieta 37
Plato fuerte: Di Pranzo, lasagna bolognesa (160 g, 300 kcal)
Refrigerio: uno de 100 calorías o 100 calorías de refrigerios

Día de dieta 39
Plato fuerte: Italian Village, albóndigas de pavo (10 piezas, 280 kcal)
Refrigerio: otro plato de 220 calorías, o 220 calorías de refrigerios

Día de dieta 41
Plato fuerte: Kirkland: lasagna de salchicha italiana (226 g, 390 kcal)
Refrigerio: 110 calorías de refrigerios

Día de dieta 43
Plato fuerte: Simple Cuisine: risotto con verduras y queso (190 g,
290 kcal)
Refrigerio: otro plato de 210 calorías, o 210 calorías de refrigerios

Día de dieta 45
Plato fuerte: Sir Richards: costillas BBQ (130 g, 320 kcal)
Refrigerio: otro plato de 180 calorías, o 180 calorías de refrigerios

Día de dieta 47

Plato fuerte: Nuovo: ravioles de pato (155 g, 310 kcal)
Refrigerio: 190 calorías de refrigerios

Día de dieta 49

Plato fuerte: Lean Cuisine: pollo con ajonjolí (1 paquete, 330 kcal)
Refrigerio: 170 calorías de refrigerios

Día de dieta 51

Plato fuerte: Don Lee, banderilla (1 pieza, 250 kcal
Refrigerio: otro plato de 250 calorías, o 250 calorías de refrigerios

Día de dieta 53

Plato fuerte: Tai Pei: shrimp fried rice (1 pieza, 440 kcal)
Refrigerio: uno de 60 calorías

Día de dieta 55

Plato fuerte: San Miguel: chilaquiles rojos (180 g, 400 kcal)
Refrigerio: 100 calorías de refrigerios

Día de dieta 57

Plato fuerte: Bachoco, pechuga ajo-limón (300 g, 400 kcal)
Refrigerio: 100 calorías de refrigerios

Día de dieta 59

Plato fuerte: World Table: paella (250 g, 350 kcal)
Refrigerio: 150 calorías de refrigerios

Refrigerios para combinar

El día de dieta consta de una comida principal —ya sea comida o cena—
y uno o más refrigerios. Recuerda: puedes comer lo que quieras, bajo o

alto en grasas, mientras no excedas tu total diario de 500 calorías. Los bocadillos que aparecen a continuación están organizados por calorías; simplemente busca un refrigerio de tu gusto que se ajuste al monto de calorías de tu platillo de día de dieta para que el total sea de 500.

Recuerda también que éstos sólo son ejemplos, para tu comodidad. Siéntete en libertad de consumir cualquier otro bocadillo que no te haga rebasar tu cuota de calorías del día de dieta. Esto abarca los sabrosos refrigerios de 100 calorías que hallarás en el capítulo 4, "Recetas para el día de dieta: rápidas, fáciles y deliciosas", que incluye 28 recetas de refrigerios de 100 calorías.

Refrigerios de 50 calorías
(para platillos de 450 calorías)

- 1 taza de sandía en cubos
- 2 ciruelas chicas
- 1 durazno chico
- 1 kiwi mediano
- ¾ de taza de uvas enteras
- 7 almendras asadas
- Svelty, gelatina de yogur, varios sabores (1 vaso pequeño)

Refrigerios de 90 a 100 calorías
(para platillos de 400 a 410 calorías)

- 1 manzana mediana
- 1 naranja grande
- 2 tazas de sandía en cubos (1 taza de sandía en cubos aporta 50 calorías)
- 3 ciruelas chicas
- 2 duraznos chicos

- 1 plátano mediano
- 2 kiwis medianos
- 1½ tazas de uvas enteras (¾ de taza de uvas aportan 50 calorías)
- 15 almendras asadas (7 almendras asadas aportan 50 calorías)
- Alpen Light: barra de cereal de varios sabores (1 pieza)
- Kellogg's Special K: barra sabor Peaches and Berries y otros sabores (1 barra)
- Quaker Stila: barra de varios sabores (1 barra)
- Nature Valley: barra de granola con trozos de chocolate oscuro (1 barra)
- Nestlé Svelty: gelatina de varios sabores (2 piezas)
- Nestlé: paleta Abuelita (39 ml) o Nesquik (70 ml)
- Kellogg's Special K: crisp sabor fresa y otros sabores (2 galletas)
- Taifeld's: galletas integrales (2 galletas)
- Yogur Yoplait: light de durazno y otros sabores (1 recipiente)
- Yogur Yoplait: griego de moras y otros sabores (1 recipiente)
- Lyncott: queso cottage reducido en grasa (110g)
- Nutrisa: paleta de yogur (1 pieza)

Paquetes de refrigerios de 100 calorías
(para platillos de 400 calorías)

Algunos de los refrigerios de esta sección se consiguen en paquetes de 100 calorías de una porción. Ésta no es una lista completa, eso requeriría *La dieta del día siguiente, volumen 2*. La intención es sólo darte una idea de la variedad de paquetes de refrigerios de 100 calorías en las tiendas.

- Blue Diamond: almendras tostadas y saladas (12 piezas)
- Russell Stover: Pecan delights (2 piezas)
- D'meals: orejitas con chocolate sugar free (2 galletas)
- D'meals: galletas chocochip sugar free (3 piezas)
- Sargento Dippers: pretzels con queso (30 g)

- Nabisco: galletas Chips Ahoy (2 galletas)
- Nabisco: galletas Oreo (2 galletas)
- Walkers: galletas mini mantequilla (20 g)
- Nabisco: galleta Oreo con cobertura de chocolate blanco (1 pieza)
- Gamesa: Chokis sin azúcar (2 piezas)
- Kirkland: mezcla de frutas y nueces (25 g)
- Act II: palomitas con mantequilla (3 tazas)
- Act II: palomitas chamoy (2 1/2 tazas)
- Act II: palomitas Ranch (2 tazas)
- Sabritas: Cheetos horneados (20 g)
- Kellogg's Special K: cracker chips, sabor crema, especias y cebolla (20 piezas)
- Popchips: varios sabores (30 g)
- Anderson: pretzels (30 g)
- Fage: yogur griego natural (1 pieza)

Refrigerios de 110 a 120 calorías
(para platillos de 380 a 390 calorías)

- Be-Kind: barra de arándanos y almendras (1 barra)
- Be-Kind: vanilla blueberry clusters with flax seeds (1/3 taza)
- Quaker Chewy: barra de avena con chispas sabor chocolate (1 barra)
- Gamesa: Cremax de nieve (2 galletas)
- Sabritas: poffets natural (25 g)
- 2 tazas de melón chino o verde en cubos
- Santiveri: tortitas de arroz bañadas con chocolate (2 piezas)
- Sabritas: poffets de mantequilla (25 g)
- Barcel: karameladas pop (25 g)
- Sabritas: Tostitos salsa verde (25 g)
- Sabritas: Ruffles horneados (30 g)
- Sabritas: adobadas horneadas (30 g)
- Guillon: galleta integral de trigo (30 g)

- Lala: arroz con leche (80 g)
- Kirkland Signature: HK Anderson peanut butter filled pretzels (7 piezas)
- Nutrisa: helado suave de yogur (sin topping) (100 g)
- Picard: Chocozero (20 g)

Refrigerios de 120 a 130 calorías
(para platillos de 370 a 380 calorías)

- Fage: Total 0% yogur de cherry pomegranate y otros sabores (1 pieza)
- Sensible Portions: pita bites (9 galletas)
- Hersheys Dark: chocolate amargo (20 g)
- Nabisco: Teddy Graham's Chocolate Cookies (24 piezas)
- Nabisco: Hony Bran integrales con miel (1 paq)
- Nabisco: Triscuit garden herb (6 galletas)
- Sabritas: Ruffles sabor queso (25 g)
- Sensible Portions: veggie straws (28 g)
- Pringles: Delight (28 g)
- Danone: Danette natilla sabor chocolate (100 g)

Refrigerios de 140 a 150 calorías
(para platos de 350 a 360 calorías)

- Quaker: Chewy dips (1 barra)
- Kellogg Special K: Crisp de varios sabores (36 g)
- D'meals: fresas cubiertas con chocolate (40 g)
- Nabisco: Teddy Bear Grahams galletas con miel (30 g)
- Gamesa: galletas habaneras (8 piezas)
- Sabritas: Tostitos al carbón (60 g)
- Nabisco: Triscuit galleta integral (16 galletas)
- Gamesa: crackets (12 galletas)
- Pop Corners: sabores varios (32 g)

- Sabritas: Nutritas sabor chile rojo (35 g)
- Sabritas: Nutritas sabor original o limón (53 g)
- Doritos: varios sabores (10 totopos)
- Danone: Danette gelatina de leche (varios sabores)

Refrigerios de 150 a 160 calorías
(para platos de 340 a 350 calorías)

- Almendras asadas (22 piezas)
- Cacahuates asados (25 cacahuates)
- Quaker: avena instantánea de miel pasas y almendras (1 sobre)
- Hersheys: chocolate con leche y almendras (30 g)
- Hersheys: dark chocolate o extra creamy miniatura (4 piezas)
- Hersheys: leche saborizada de chocolate o cookies and cream (236 ml)
- Joseph Farms: palitos de mozzarella (50 g)
- Nestlé: helado Crunch (130 ml)
- Holanda: Mordisko sándwich helado (60 g)
- Totis: natural con chile y limón (30 g)
- Twistos: horneados sabor a la italiana (40 g)
- Totis: platanitos (40 g)
- Vips: pay helado de limón light (70 g)
- Alpura: fresa, mango o durazno con crema (90 g)

6 Dieta del día siguiente y ejercicio
Una combinación eficaz para adelgazar
más rápido y tener un cuerpo más esbelto
y un corazón más fuerte

La dieta del día siguiente es medicina concentrada. Te ayuda a bajar unos kilos, algo indispensable para tu salud si tienes sobrepeso o eres obeso. Asimismo, puede reducir varios factores de riesgo de deficiencias cardiacas, como colesterol total y LDL, triglicéridos y presión alta. Puede equilibrar tu azúcar en la sangre, ayudando a prevenir prediabetes y diabetes tipo 2. Y sus practicantes informan de muchos otros beneficios de salud, como más energía, una mente más despejada y menos achaques.

Pero como leerás en este capítulo, si sigues la dieta DS y además haces ejercicio, esa medicina concentrada se concentra más aún. El ejercicio regular es una forma muy eficaz de prevenir enfermedades y mejorar la salud. Entre sus muchos beneficios comprobados, puede ayudarte a:

- Ganar músculo, eliminar grasa y controlar tu peso
- Incrementar tu energía para que dejes de sentirte cansado
- Mejorar tu estado de ánimo
- Suprimir la depresión y la ansiedad
- Resolver el insomio y otros problemas del sueño
- Aligerar el impacto del estrés crónico
- Mejorar tu memoria, concentración y capacidad de aprendizaje
- Prevenir el mal de Alzheimer
- Equilibrar el azúcar en la sangre, previniendo o revirtiendo la prediabetes y diabetes tipo 2

- Remediar la presión alta, factor de riesgo de infartos y derrames cerebrales
- Incrementar el colesterol bueno (HDL), protegiendo tus arterias
- Recuperarte de un infarto y prevenir otro
- Prevenir el cáncer y su recurrencia
- Prevenir la osteoporosis
- Prevenir la osteoartritis y aliviar el dolor de rodilla o cadera que ésta causa
- Prevenir y aliviar el dolor de espalda

Las investigaciones demuestran igualmente que el ejercicio puede ayudar a aligerar la carga de muchas otras enfermedades y problemas de salud, como adicción, síndrome de fatiga crónica, deficiencias cardiacas crónicas, afección pulmonar obstructiva crónica, fibromialgia, cojera recurrente, pulsaciones irregulares (arritmia atrial), problemas de la menopausia, esclerosis múltiple, dolor de cuello y hombros, mal de Parkinson, problemas de próstata y esquizofrenia. Y ésta está lejos de ser una lista completa.

En suma, el ejercicio es medicina eficaz para tu cuerpo y mente. Y si lo combinas con la dieta del día siguiente, tendrás un método muy efectivo para mejorar tu salud.

Dieta DS y ejercicio: si juntos, mejor

Como científica dedicada a tratar la doble epidemia de la obesidad y las deficiencias cardiacas, conozco de sobra las virtudes del ejercicio para mejorar la salud, de modo que decidí estudiar qué pasaba si la gente seguía la dieta del día siguiente y se ejercitaba un par de días a la semana.[1]

Para entonces ya había descubierto que los practicantes de la dieta DS *podían* hacer ejercicio, hallazgo científico que en verdad me sorprendió. Yo había supuesto que la gente a dieta DS se sentiría cansada el día de dieta y evitaría la actividad física y el ejercicio. Pero en un estudio sobre 16 personas publicado en el *Nutrition Journal* en 2010, hallé que la gente no reducía su tren de actividad el día de dieta. Una vez que descubrí que ese día las personas no se quedaban en el sofá, realicé otro estudio sobre la dieta DS y el ejercicio, para responder las preguntas siguientes:

- ¿Combinar la dieta del día siguiente y el ejercicio permitiría bajar más de peso que sólo hacer la dieta?
- ¿El ejercicio volvería la dieta DS aún más saludable para el corazón?
- ¿Cuál era la mejor hora para hacer ejercicio el día de dieta, con un máximo de energía y un mínimo de hambre? Yo no quería que la gente tuviera tanta hambre después de hacer ejercicio el día de dieta que incumpliera su propósito.

Este estudio implicó a 64 personas obesas (con 14 kilos de sobrepeso o más) y duró ocho semanas. Los participantes se dividieron en cuatro grupos:

- *Personas a dieta DS y que hacían ejercicio.* En cuanto a esto último, los participantes se ejercitaban en una bicicleta estacionaria o una máquina elíptica, que combina el movimiento de piernas y brazos. Empezaron con sesiones de 25 minutos, aumentando gradualmente a 40 al final del estudio. También aumentaron gradualmente la intensidad, que nosotros medimos con un monitor de ritmo cardiaco.
- *Personas únicamente a dieta DS.*
- *Personas que sólo hacían ejercicio.*
- *Personas que no hacían dieta ni ejercicio* (el grupo de control).

Mis hallazgos fueron pasmosos: **quienes hicieron dieta y ejercicio perdieron el doble de peso que quienes sólo hicieron dieta.** Estos últimos bajaron un promedio de 3 kilos en las ocho semanas del estudio. En cambio, los que hicieron dieta y ejercicio bajaron un promedio de 6 kilos. Quienes hicieron ejercicio pero no dieta perdieron 1 kilo. El grupo de control no bajó de peso. Una observación importante sobre el grupo que sólo hizo ejercicio: es muy *difícil* adelgazar únicamente con ejercicio. Haz las cuentas: consumir 1,000 calorías diarias menos te haría bajar pronto de peso, pues, para obtener energía, tu cuerpo quemaría la grasa acumulada, ¡mientras que para quemar esas mismas 1,000 calorías tendrías que caminar varias horas si quisieras adelgazar sólo haciendo ejercicio!

El ejercicio es una eficiente *adición* a la dieta DS, como lo estás comprobando en este capítulo. Además, si te ejercitas estando a dieta, es mucho más probable que no subas de peso, por razones que explicaremos en seguida —y la pérdida permanente de peso es el mejor resultado de cualquier dieta.

Dieta y ejercicio derivaron para los participantes en más músculo, que quema calorías. Cuando los sujetos bajan de peso, suelen perder grasa y músculo: 75% de la primera y 25% del segundo. Esto es deplorable, porque perder músculo mientras se está a dieta es una precondición para *recuperar* el peso perdido. He aquí lo que sucede: el músculo es activo metabólicamente; kilo por kilo, quema *siete veces* más calorías que grasa. Así, cuando una persona a dieta pierde músculo durante la dieta, quema menos calorías por día después de ésta, y recupera lento pero seguro el peso que perdió. Éste es el triste destino de 9 de cada 10 personas a dieta.

No obstante, el grupo que combinó dieta DS y ejercicio no perdió nada de músculo durante las ocho semanas del estudio, ¡sólo grasa!

Como ya dije, éste es un resultado pasmoso, y quizá uno de los factores clave que explican un importante hallazgo científico que detallaré en el capítulo 7, "El programa de éxito de cada tercer día": quienes siguen la dieta DS *no* recuperan su peso, a diferencia de los practicantes de dietas convencionales. Sí, la dieta del día siguiente es la primera y única dieta científicamente probada no sólo para bajar de peso, sino también para no volver a subir. Ya has leído muchas veces esta afirmación, por supuesto, pero suele tratarse de promociones y suposiciones. En el caso de la dieta DS, es *cierta*.

Las personas que hicieron dieta y ejercicio eliminaron más grasa en el vientre. Redujeron su cintura en un promedio de 7.5 centímetros. Las que sólo hicieron dieta la redujeron en 5, y las que no la hicieron en 3.

El grupo de dieta DS *+ ejercicio tuvo niveles más altos de* HDL. Presentó asimismo el corazón más sano. La combinación de ejercicio y dieta produjo una caída sustancial de 12% de LDL malo (que obstruye las arterias), y un increíble aumento de 18% en HDL bueno (que limpia las arterias). Éste es un beneficio excepcional. La dieta DS puede reducir el LDL y el ejercicio elevar el HDL, pero ambas cosas sólo se consiguen *combinando* una y otro.

En resumen, la combinación de dieta del día siguiente y ejercicio "produce cambios de peso, composición física e indicadores lípidos [grasas] de riesgos de deficiencias cardiacas superiores a los de hacer únicamente dieta o ejercicio", escribí en la revista *Obesity* en 2013. O para decirlo en pocas palabras: si quieres los mejores resultados, sigue la dieta del día siguiente y haz ejercicio.

La historia de Steve:
"No dejo de hacer ejercicio el día de dieta"

Pérdida de peso: 10 kilos

"Corro 3 kilómetros un par de días a la semana", dice Steve W., de 39 años de edad, director de ventas de una compañía de teléfonos inalámbricos en Chicago, Illinois, y exjugador de futbol americano colegial que después de la universidad vio aumentar sigilosamente su peso de 84 a 103 kilos.

Pero gracias a la dieta del día siguiente y el ejercicio, en 12 semanas Steve bajó 10 kilos, y ansía bajar muchos más.

"Siempre he sido una persona muy activa", dijo. "Pero después de perder tanto peso, ahora tengo más energía, ya no me duelen la espalda y los tobillos al correr y he reducido mis niveles de colesterol, presión arterial y azúcar en la sangre.

"No dejo de hacer ejercicio el día de dieta", prosiguió. "Corro en la mañana, tomo mucha agua y me siento bien hasta la hora de la comida. Por ahora no he notado ningún efecto negativo."

El estudio anteriormente descrito mostró qué ocurría con el *cuerpo* de la gente en la dieta DS. Pero ¿qué pasaba en el *gimnasio*? ¿Qué se sentía hacer ejercicio el día de dieta? ¿Quinientas calorías avivaban y sostenían una sesión de ejercicio, o la gente a dieta se sentía cansada, hambrienta y malhumorada? Mi estudio también respondió estas preguntas.

Era fácil hacer ejercicio el día de dieta. Los sujetos podían elegir qué día hacer ejercicio —el de dieta o el de fiesta—, y elegían ambos. En otras palabras, la gente no tenía ningún problema para hacer ejercicio el día de dieta.

No se cometían excesos en el comer cuando se hacía ejercicio. Cuando los participantes se ejercitaban la *mañana* del día de dieta, solían estar bien. Tomaban un pequeño bocadillo a media mañana, comían a mediodía y no tenían mal humor; incumplían la dieta sólo 10% de las veces. (¡Nadie es perfecto!)

Son tres los mejores momentos para hacer ejercicio el día de dieta. Ejercitarse en la tarde no era la mejor estrategia. Algunos participantes reportaron que les daba mucha hambre 40 minutos después de haber hecho ejercicio si lo hacían en la tarde, e incumplieron la dieta 17% de las veces, por lo general comiendo y cenando, y excediendo sus 500 calorías. Incumplir 17% de las veces no es tan malo, en términos de conservar la dieta DS y bajar de peso. Pero no es ideal. De este hallazgo dedujimos que hay tres momentos ideales para hacer ejercicio el día de dieta:

1. *al levantarse*, comiendo un bocadillo de 100 calorías inmediatamente después;
2. *antes de comer*, o
3. *antes de cenar*, si eliges la cena como tu comida del día de dieta.

El ejercicio fomenta la fuerza de voluntad y reduce la alimentación emocional y excesiva. Descubrimos asimismo que quienes hacían dieta y ejercicio eran más capaces de decir no a alimentos extra el día de dieta, tendían menos a atiborrarse en respuesta a emociones negativas y se excedían menos.

En suma, mis estudios demuestran que para perder más peso, retener *más* músculo (el cual quema calorías), eliminar *más* grasa en el vientre, reducir los niveles de colesterol LDL e incrementar los de HDL para una óptima salud cardiaca, y minimizar conductas alimenticias autodestructivas la clave es seguir la dieta del día siguiente y hacer ejercicio con regularidad.

Quiero repetir esto —remacharlo, realmente—, dada su enorme importancia para tu salud y bienestar: si sigues la dieta DS y haces ejercicio, obtendrás los máximos beneficios. Por eso dedicaré el resto de este capítulo a ayudarte a hacer ejercicio con regularidad.

¿Haces ejercicio en forma "regular"?

¿Qué es exactamente el "ejercicio regular"? Existen muchas definiciones: de los Centers for Disease Control and Prevention (Centros de Control y Prevención de Enfermedades, CDC) de Estados Unidos, del Departamento de Agricultura, del de Salud y Servicios Humanos, del President's Counsel on Fitness, Sports & Nutrition (Consejo Presidencial de Salud, Deportes y Nutrición) y de muchas otras organizaciones y asociaciones nacionales. Las pautas de los CDC para el ejercicio aeróbico son muy representativas:

1. *un mínimo de 150 minutos a la semana de ejercicio moderado*; por ejemplo, 30 minutos de caminar a paso ligero cinco días a la semana, o
2. *un mínimo de 75 minutos a la semana de ejercicio vigoroso (como trotar)*; por ejemplo, 25 minutos de trotar tres días a la semana.

Lamentablemente, muy pocos de nosotros cumplimos esas pautas. Una encuesta de la American Heart Association reveló que 80% de los estadunidenses —4 de cada 5— *no* hacen ejercicio en forma regular. Así, la pregunta obvia es: si tú estás en el mismo caso —eres sedentario y debes formarte el hábito de hacer ejercicio—, ¿qué ejercicio tienes más probabilidades de *hacer* un par de días a la semana, y una semana tras otra? Por

167

fortuna, hay una respuesta a este interrogante científicamente comprobada, de baja tecnología y fácil de llevar a la práctica: caminar.

El National Weight Control Registry (Registro Nacional de Control de Peso) es una base de datos de información de estilo de vida sobre
miles de personas que han bajado al menos 14 kilos sin volver a subirlos
en al menos un año. En promedio, esas personas han perdido 30 kilos sin
volverlos a subir en 5.5 años. Entre las muchas estrategias usadas para
bajar de peso sin recuperarlo, 94% de las personas documentadas en ese
registro incrementaron su nivel de actividad física, y la mayoría de ellas
lo hizo *caminando*. Esto le dijo a Bill, mi coautor, el doctor James Hill,
uno de los fundadores de ese registro, profesor del University of Colorado
Health Sciences Center y director del Center of Human Nutrition de los
National Institutes of Health.

Caminar consta de pasos, por supuesto. Y muchos estudios indican que entre más pasos das, menos pesas. El estudio America On the
Move mostró que el estadunidense promedio da sólo 5,117 pasos al día,
y que mientras menos pasos da una persona, mayor es su índice de masa
corporal (IMC), medida estándar de la grasa en el cuerpo.[2] Un IMC de 25 a
29.9 se cataloga como sobrepeso, y de 30 en adelante como obesidad. (En
el capítulo 1 se dan detalles de cómo medir el IMC.) En ese estudio, las
personas obesas daban en promedio 1,500 pasos menos que aquellas con
sobrepeso o peso normal.

En otro estudio, del Center for Physical Activity and Health de la
University de Tennessee, quienes daban en promedio 10,023 pasos al día
tuvieron un IMC promedio de 24.1 —peso normal—, mientras que las que
daban menos de 10,000 pasos tenían sobrepeso o eran obesas.[3]

Y en un estudio del Prevention Research Center de la University
of South Carolina, las personas con un promedio de 9,000 o más pasos al
día tenían más probabilidades de ser de peso normal, y aquellas con menos de 5,000 pasos de ser obesas.[4]

Si no te ejercitas regularmente, caminar es una magnífica forma
de empezar a hacerlo, y en este capítulo encontrarás un programa para
caminar con podómetro que creemos que es la manera ideal de iniciar y

mantener una rutina de ejercicio, en particular para quienes tienen que adelgazar. Pero si caminar no es lo tuyo, no te preocupes. La clave del ejercicio regular, dicen los expertos, es hallar una actividad física que te guste, porque así la practicarás con regularidad. Podría ser cuidar tu jardín, bailar o nadar, o una combinación de varias actividades, para que no te aburras.

Si ya haces ejercicio con regularidad, tenemos algunas sugerencias para ti, de una experta en psicología del ejercicio que ha entendido por qué la gente suele dejar de hacer ejercicio (falta de fuerza de voluntad) y qué hacer al respecto. Echemos un vistazo a las ideas de esa investigadora.

Cinco secretos del ejercicio regular

¿Tu sótano o cochera es un Museo de Buenas Intenciones, con empolvados especímenes de NordicTrack, Bowflex u otras máquinas de ejercicio que pediste con entusiasmo pero que sólo usaste unas semanas o meses? Si es así, no estás solo. Muchas resoluciones fracasan por falta de determinación o fuerza de voluntad, y hacer ejercicio regularmente es sin duda una de ellas. La mitad de quienes emprenden una rutina de ejercicio la deja en menos de seis meses.

Pero hay varias estrategias para confirmar que siempre dispongas de fuerza de voluntad suficiente para ejercitarte, sea cual fuere el ejercicio que elijas, dice la doctora Kathleen Martin Ginis, profesora de salud y psicología del ejercicio del Department of Kinesiology de la McMaster University, en Canadá.

La buena noticia es que la fuerza de voluntad no es un recurso ilimitado, sino que debes administrarlo y conservarlo, para que siempre haya suficiente cuando lo necesites.

"La fuerza de voluntad puede debilitarse y fatigarse enormemente, igual que un músculo que usas para levantar pesas", explicó la doctora Martin Ginis. "Este 'modelo de fuerza de voluntad de fortaleza limitada' —originalmente descrito por el doctor Roy Baumeister, en el estado de Florida— sostiene que la voluntad es un recurso finito, renovable, que se agota cuando intentas controlar tus conductas, ideas o emociones." Llegado ese momento, debes esperar a que la voluntad se "recupere" para poder volver a usarla, dijo la experta. Y saber cómo mantener la "fuerza" de la "fuerza de voluntad" puede hacer toda la diferencia en si haces o no ejercicio en forma regular.

En seguida aparecen las sugerencias de la doctora Martin Ginis para tener siempre fuerza de voluntad en abundancia e ir a hacer ejercicio.

1. Haz un plan

"Esto es particularmente importante para quienes inician un programa de ejercicio", señaló la investigadora. "Piensa dónde ir a ejercitarte, qué actividad practicarás ahí, cómo encajará ésta en tu día y qué harás si empieza a resultar desagradable.

"Dado que el ejercicio implica tanta reflexión y previsión —todo lo cual demanda fuerza de voluntad—, la mejor estrategia es planearlo.

"Por ejemplo, al comenzar el mes, o la semana, toma un calendario y determina qué días harás ejercicio y a qué hora.

"Este tipo de planeación hace innecesaria gran parte del autocontrol diario. Llegada la hora prevista para hacer ejercicios, no tendrás que usar tu voluntad limitada para decidir si hacer ejercicio o no; la decisión ya está tomada. Lo único que tendrás que hacer será pararte de la silla e ir a realizar tu labor.

"Planear es una estrategia muy efectiva para no agotar tu fuerza de voluntad, y para mantener un ejercicio regular", dijo.

2. Ejercítate en las mañanas

Ésta es una estrategia efectiva para los tempraneros. "Haces ejercicio antes de que otras actividades consuman tu fuerza de voluntad", observó la doctora Martin Ginis.

3. Haz una pausa y ejercítate después

"Descansar es siempre la mejor manera de reabastecer tu voluntad", dijo. "Tómate 10 o 15 minutos, cierra los ojos y medita o toma una breve siesta, y luego ve a hacer ejercicio."

4. Súbete el ánimo

"Un buen estado anímico te ayuda a reunir fuerza de voluntad", indicó la experta. "Oye la música que te gusta. Lee un libro divertido."

5. Afianza tu fuerza de voluntad haciendo uso de ella

"Si usas sistemáticamente tu fuerza de voluntad —resistiéndote a una segunda rebanada de pastel de chocolate, absteniéndote de checar tu correo cada 15 minutos, conteniendo el impulso de oprimir el botón de repetición de alarma cuando suena el despertador—, aumentarás gradualmente su reciedumbre, para que pueda responder más rápido cuando la necesites en cualquier actividad", dijo la doctora Martin Ginis.

"La voluntad es como un músculo", enfatizó. "Usarla la agota temporalmente, pero cobrará impulso para la próxima vez que quieras 'ejercitar' tu autocontrol."

Los científicos de la conducta dicen que hay tres estrategias esenciales más para hacer un cambio positivo en tu vida, como formar y mantener un hábito de ejercicio:

1. Fija una meta.
2. Monitoréate.
3. Disfruta la satisfacción del éxito una vez alcanzada tu meta.

Hay un aparato muy simple y de bajo costo que te permitirá hacer esas tres cosas: el podómetro.

Tu programa de caminar con podómetro

Un *podómetro* es un aparatito que puedes sujetar del cinturón o pretina o llevar en el bolsillo, donde cuenta y muestra el número de pasos que das a diario. Usar podómetro es como tener acceso a un entrenador *siempre* dispuesto a ayudarte a mantener o incrementar tu nivel de actividad física. Cuando investigadores de Stanford analizaron 26 estudios sobre podómetros y el andar que involucraban a cerca de 3,000 personas, encontraron que las que usaban podómetro aumentaron su actividad diaria un promedio de 2,500 pasos al día, poco más de kilómetro y medio.[5] Si no haces ejercicio con regularidad, un programa de caminar con podómetro es una excelente forma de empezar. He aquí cómo elegir un podómetro y ponerse en marcha.

El podómetro de primera

¿Listo para ponerte un podómetro y ver dónde te lleva? Pronto descubrirás que hay *miles* en el mercado. ¿Cómo elegir uno? Haz lo que nosotros: pregúntale a un especialista de clase mundial.

"Yo recomiendo el Omron HJ-112, que es muy confiable", dijo a Bill la doctora Caroline Richardson, una de las expertas más destacadas del mundo en el uso de podómetros para el control de peso y el bienestar, profesora adjunta del Department of Family Medicine de la University of Michigan e investigadora del Ann Arbor Veterans Administration Center for Clinical Management Research. "Es preciso, durable, fácil de usar y barato."

Este podómetro se puede llevar en la bolsa o bolsillo, o sujetarse en el cinturón o la pretina; es preciso en cualquier posición, no así muchos otros, que deben estar en posición vertical para poder registrar pasos. Y la exactitud es crucial: no necesitas un podómetro que cuente de menos (haciéndote creer que nunca cumples tu meta) o de más (que ya la cumpliste cuando no es así).

Un podómetro Omron —el HJ720- ITC—, un poco más caro, tiene un puerto USB, así que puedes cargar tus pasos en un software incluido que te ayuda a rastrear (y alcanzar) tus metas; éste es el podómetro que la doctora Richardson utiliza en todos sus estudios sobre podómetros y salud.

Algunos podómetros —como el inalámbrico Fitbit— cargan automáticamente tu información de pasos en un programa de cómputo o aplicación de teléfono inteligente que rastrea pasos. Y el Fitbit (y otros podómetros inalámbricos) es compatible con los programas para teléfonos inteligentes de www.myfitnesspal.com, que cientos de miles de personas emplean para llevar un registro de sus calorías diarias.

Aunque los modelos Omron son sus favoritos, hay muchos otros de buena calidad, dijo la doctora Richardson. "Hay cientos de podómetros nuevos cada año, de menor precio y mayor calidad; todos podemos encontrar uno a nuestra medida."

Establece tu cuenta diaria de pasos

Si ya compraste un podómetro y estás listo para incrementar tus pasos, no lo hagas aún, al menos en la primera semana. "Úsalo siete días para determinar tu línea de referencia", aconseja la doctora Caroline Richardson. He aquí un método específico para determinar tu promedio diario de pasos, o línea de referencia:

1. Cada noche, anota al acostarte los pasos que diste ese día.
2. Siete días después, suma todos tus pasos de la semana. (Algunos podómetros, como el Omron HJ-112, guardan un registro diario de pasos de los siete días previos.)
3. Divide entre 7 la cifra resultante para obtener tu promedio diario.

Ésa es tu línea de referencia, ¡y ya estás listo para aumentarla! Añade 1,200 pasos diarios la primera semana: si tu línea de referencia fue de 5,000, tu meta será dar 6,200 pasos al día. "Esta cantidad es suficiente como reto, pero no demasiado grande como para ser imposible", dijo la doctora Richardson.

Agrega otros 1,200 pasos la segunda semana (para un total de 7,400 al día), y 1,200 más la tercera (a 8,200 diarios) y así sucesivamente, hasta alcanzar 10,000 pasos al día. No obstante, la doctora Richardson también aconsejó *individualizar* esos incrementos, dependiendo de tu situación. Por ejemplo, si eres obeso o tienes una enfermedad crónica, podrías aumentar tu línea de referencia en sólo 600 a 800 pasos diarios la primera semana. Si tu línea de referencia fue de 5,000, tu meta será dar 5,600 pasos diarios la primera semana, 6,200 la segunda y así sucesivamente.

"Con mis pacientes, ajusto sin cesar el número diario [de pasos] de 1,200 y el total, dependiendo de lo que cada uno puede hacer", dijo la especialista. "Si alguien no cumple su meta o cumple sólo la mitad, no añado 1,200 pasos por semana."

¿Cómo incrementar tus pasos una semana tras otra? El modo obvio es caminar a diario 30 minutos o más. Si lo haces ágilmente, podrás dar 3,000 pasos en 30 minutos. Varias caminatas más cortas —de 5, 10 o 15 minutos— también son una buena estrategia.

Lo importante es *dar* pasos. Cuando investigadores del Department of Sports Medicine de la University of Southern Maine estudiaron a 34 personas involucradas en una "intervención de estilo de vida basada en podómetro" de ocho semanas, descubrieron que los andarines solían elegir una o más entre 10 estrategias básicas para aumentar sus pasos diarios.[6] Caminaban:

- antes del trabajo
- a una reunión o a una diligencia relacionada con el trabajo
- al subir las escaleras en vez de utilizar el elevador
- después de la comida
- después del trabajo
- a un destino como el trabajo o la tienda
- después de estacionarse junto a un destino más lejos de lo habitual
- con el perro
- el fin de semana
- mientras viajaban

Mi preferencia: caminar al trabajo. Tomo el tren todos los días para ir y venir del trabajo. De ida, me bajo en una estación a 3 kilómetros de la University of Illinois, y camino el resto. De regreso, camino 3 kilómetros a la misma estación. Éstos son 8,000 valiosos pasos, y sé que con ellos cumpliré la meta diaria de 10,000.

Bill usa podómetro de sol a sol. Al menos cuatro días a la semana da de 4,000 a 6,000 pasos diarios, caminando de 45 a 60 minutos.

Avanza a la salud: más ideas para conseguir pasos extra

El doctor James Hill, profesor del University of Colorado Health Sciences Center, tiene muchas ideas sobre cómo dar más pasos en un día:

En el trabajo

- Haz dos caminatas de 10 minutos durante el día.

- Camina hasta un baño, máquina de refrescos o fotoco-piadora en otro piso.
- Da varias vueltas a tu piso durante los recesos.
- Haz caminatas de 5 minutos para descansar de la com-putadora.
- Bájate del autobús más temprano camino al trabajo y re-corre a pie las cuadras faltantes.
- Camina mientras usas un teléfono de manos libres, ina-lámbrico o celular.
- Busca un lugar para comer que esté a al menos 10 minu-tos de distancia de tu oficina.

En la calle

- Devuelve el carrito de la tienda al área designada.
- Da vueltas en el aeropuerto mientras esperas tu avión.
- Haz varios viajes para descargar los víveres de tu coche.
- No uses el servicio en el auto; bájate y entra al estable-cimiento.
- Recorre el centro comercial de tu localidad.
- Camina hasta la oficina de correo para poner una carta, en vez de dejarla para que el cartero la recoja.
- Da vueltas al campo o gimnasio donde juegan tus hijos.
- Recoge la basura de tu colonia o parque.

En casa con familiares y amigos

- Da vueltas a la sala durante los anuncios de la tele. Esta idea cuenta con comprobación científica. En un estudio reciente de investigadores del National Cancer Institute, personas sedentarias con sobrepeso hicieron "caminata de anuncios" 90 minutos diarios mientras veían la televi-sión.[7] Seis meses después, su cuenta promedio de pasos diarios había aumentado de 4,611 a 7,605. Un grupo similar al que se le asignó caminar a diario con podómetro incrementó sus pasos de 4,909 a 7,865. En otras palabras, ambas estrategias aumentaron pasos.

- Sube y baja las escaleras con ropa limpia u otros materiales domésticos por separado, en vez de combinar viajes.
- Vacía los basureros todos los días.
- Camina hasta la casa de un vecino o amigo en lugar de llamarle por teléfono.

Haz los pequeños cambios que determinan el éxito

Si nunca has hecho ejercicio, es poco realista suponer que te convertirás al instante en marchista. La clave es fijar metas realistas y alcanzables y elevar tu actividad en pequeñas cantidades.

"Los cambios pequeños determinan el éxito", dijo el doctor Hill. Él no siempre pensó así. Pero ahora lo sabe.

"Pasé gran parte de mi carrera intentando que la gente hiciera *grandes* cambios en su vida", dijo. "Los hacía, pero no persistía. Sin embargo, ya he alterado radicalmente mi enfoque de los cambios de estilo de vida, porque ahora sé que lo que funciona son los *cambios pequeños*."

¿Cómo se inscribe el podómetro en esa filosofía?

"Permíteme darte un ejemplo", respondió el doctor Hill. "Un paciente mío decide seguir las recomendaciones de 30 a 90 minutos de actividad física de moderada a intensa casi a diario. Bueno, si él es como muchas otras personas con sobrepeso con las que trabajo, es probable que no haya dejado el sofá en seis meses, así que ni siquiera 30 minutos de actividad física le serán fáciles. Pero él está decidido a intentarlo. Se afilia a un gimnasio, hace ejercicio un par de días a la semana durante dos o tres y lo deja. *¿Por qué?* Porque el cambio fue demasiado grande como para sostenerlo.

"Con el podómetro, en cambio, él no tiene que cumplir de inmediato una meta ambiciosa, como ejercitarse 30 minutos casi a diario. Por el contrario, determina cuántos pasos da cada día, y luego aumenta *ligeramente* ese número. Avanza *hacia* su meta poco a poco."

Los cambios pequeños te motivan, y te mantienen así "hasta lograr un cambio extraordinario", dijo el doctor Hill. Y cuando has logrado un gran cambio mediante una serie de cambios pequeños, es mucho más probable que *sostengas* ese cambio.

También es importante que te fijes una meta; por ejemplo, dar 10,000 pasos en un programa con podómetro. Sea cual sea el ritmo que sigas para llegar al nivel de 10,000 pasos por día, la doctora Richardson cree que ese número de pasos diarios es una buena meta para la mayoría, *porque* no es fácil de alcanzar. "Es un reto llegar a los 10,000 pasos", dijo. "Tienes que caminar 60 minutos diarios, o hacer muchas pequeñas caminatas durante el día. Y un desafío es *bueno*.

"Miles de estudios sobre el establecimiento de metas demuestran que las *metas difíciles* y *ambiciosas* maximizan el éxito, y que no importa lo ambiciosas y difíciles que sean mientras la persona crea posible cumplirlas. A la gente le *gustan* las metas difíciles y ambiciosas; son motivadoras y divertidas."

Cree en ti

Otro factor importante en el aumento de tu nivel de actividad física es lo que los científicos de la conducta llaman *autoeficacia*, dice la doctora Richardson. Debes *creer* que puedes cumplir la meta. En el caso del podómetro, esto es fácil de lograr. Y da un ejemplo:

"Le digo a una de mis pacientes que debe aumentar en 1,000 sus pasos diarios. Ella va y viene por el corredor y ve que su podómetro marca 100 pasos más. Entonces se dice: '¡Vaya, acabo de dar 100 pasos! Voy a dar otra vuelta por el corredor'."

Esta agradable experiencia es muy diferente a lo que suele suceder cuando un médico bienintencionado te dice que debes "hacer más ejercicio".

"Cuando eres sedentario y un doctor te dice que debes ejercitarte más, no sabes por dónde empezar", dijo la doctora Richardson. Podrías hacer de más, y sentirte molido después. Y podrías seguir sintiéndote un fracaso, porque no sabes si te ejercitaste lo suficiente. Con el podómetro, en cambio, tienes una meta concreta. Sabes exactamente qué debes hacer, y si lo hiciste o no. Y cuando lo haces, te sientes bien.

Así que ya sea que decidas caminar con podómetro, o trotar un par de días a la semana, o andar en una bicicleta estacionaria, o elegir cualquier otro tipo de actividad física, busca la manera de seguir la dieta del día siguiente y ejercitarte con regularidad. Perderás más peso, eliminarás más grasa en el vientre y tu corazón estará mucho más sano. Tu cuerpo fue hecho para moverse. Si no acostumbras hacer ejercicio con regularidad, quizá al principio te será un poco difícil moverte. Pero una vez que lo consigas, ¡te dará gusto haberlo hecho!

¡DS tan fácil como el 1, 2, 3!

1. Aprecia la singular eficacia adelgazadora de combinar la dieta DS con el ejercicio regular.
2. Sigue los cinco secretos del ejercicio regular para iniciar y mantener un programa de ejercicio.
3. Camina, la forma más común de hacer ejercicio entre quienes bajan de peso. Usa un podómetro para hacerlo con regularidad.

7 El programa de éxito del día siguiente: la forma científicamente comprobada de no volver a subir

Cinco de cada seis personas a dieta recuperan el peso que perdieron; tú no serás una de ellas

Quizá alguna vez hayas escuchado la famosa cita de Mark Twain sobre dejar de fumar. "Es fácil", dijo. "Yo lo he hecho cientos de veces." Muchos de nosotros (entre quienes posiblemente estés tú) podríamos decir algo muy parecido sobre la pérdida de peso. Si estás leyendo este libro, es probable que ya hayas leído otros sobre dietas, probado sus regímenes, bajado de peso y vuelto a subir: cada kilo, en cada ocasión. Bienvenido al club, con cerca de 100 millones de miembros.

Una encuesta nacional reciente reveló que 55% de los adultos estadunidenses están a dieta hoy en día. Pero las investigaciones indican que 5 de cada 6 personas que se ponen a dieta y bajan de peso lo *recuperan completo* un año después. Cierto: de cada 6 personas que pierden peso en una dieta, sólo 1 es más esbelta un año más tarde. Y los científicos ya saben por qué.

Las razones de que recuperes peso

Cuando adelgazas mucho, el metabolismo de tu cuerpo —el ritmo con que quema calorías— se reajusta. Momento a momento, día tras día, *quemas menos calorías que antes de reducir tu peso*.

Los científicos llaman a este fenómeno *termogénesis adaptativa*. No saben con exactitud a qué se debe. Pero tienen una teoría evolutiva, que podríamos llamar "la sobrevivencia del más graso". Esta teoría postula que el cuerpo posee una mente propia; cuando te pusiste a dieta, él creyó que su suministro de alimentos estaba amenazado. Ahora cree que debe preservar grasa para que tú puedas seguir viviendo. Así, ha decidido quemar menos calorías, por el resto de tu vida, que él confía en que será larga.

Supongamos que pesabas 113 kilogramos, bajaste 23 y ahora pesas 90. Si compararas tus necesidades calóricas diarias con las de un adulto que *siempre* ha pesado 90 kilos —y que no ha estado a dieta nunca— tú, que ya seguiste un régimen, debes consumir de 15 a 25% menos calorías para mantener ese peso de 90 kilos. Esto se debe a que las calorías de quien ya hizo dieta se queman mucho más despacio que las de quien siempre ha pesado 90 kilos.

Un hombre moderadamente activo que ha bajado a 90 kilos tiene un nivel diario de mantenimiento de alrededor de 3,250 calorías. Pero tras la dieta, le basta con ingerir 2,500 para mantener su peso, o 750 *calorías diarias menos* que uno igualmente activo que siempre ha pesado 90 kilos. ¡Esto equivale a casi un platillo menos al día!

Renunciar a diario a un platillo entero no es ninguna menudencia, ¡literalmente! Cinco de cada 6 de nosotros no lo podemos hacer. Y 5 de cada 6 de nosotros recuperamos peso.

Hay una segunda razón de que sea tan común recuperar peso. En una dieta tradicional, junto con la grasa pierdes *músculo*, metabólicamente activo y que quema calorías, lo que interfiere adicionalmente con tu capacidad para quemar antes que almacenar calorías tras la dieta. Y si recuperas peso, es probable que lo hagas en su mayor parte como *grasa*, motivo por el cual muchas personas que hicieron dieta no sólo vuelven a su peso previo; con menos músculo para quemar calorías, acaban pesando más que antes.

Otra razón de que recuperes peso: tu cuerpo no sólo reajusta su metabolismo luego de una pérdida importante de peso para protegerse de la inanición. Es mucho más inteligente. También empieza a secretar una proporción distinta de las hormonas que controlan el apetito: produces más *grelina*, la hormona del hambre, y menos *leptina*, contra ella. En pocas palabras, tienes más hambre. Y comes más.

El programa de éxito del día siguiente: revertir las razones de que se recupere peso

Así pues, tu metabolismo ahora se arrastra, lo que te obliga a comer un tercio menos que quien no hizo dieta para mantener el mismo peso. Una hormona del hambre sentada como diablito en tu hombro te murmura: *Come, come, come*. Y para colmo, buena parte de tu músculo ha abandonado la nave. ¿Qué puede hacer en estas condiciones un sobreviviente de una dieta?

Bueno, otros libros de dietas ignoran este efecto de rebote, o engañan al lector asegurando que no recuperará peso sin evidencias científicas que lo respalden.

La dieta del día siguiente no es así. Yo no eludo ni encubro ese tema. Ofrezco en cambio el programa de éxito de cada tercer día, un nuevo patrón alimenticio de cada tercer día similar a la dieta DS, aunque no tan bajo en calorías. Una vez lograda tu meta de peso, inicia el programa de éxito DS. Y como la dieta del día siguiente, el programa de éxito también se basa en investigaciones científicas, mis estudios *más recientes*, que demuestran que quienes bajan de peso con la dieta DS y continúan con el programa de éxito *no* recuperan ese peso. Pero antes de pasar a esos espectaculares resultados, estoy segura de que en este momento te estás preguntando cómo funciona el programa de éxito.

¿Qué es el programa de éxito del día siguiente?

Transitas al programa de éxito de cada tercer día tan pronto como cumples tu meta de peso. Y la esencia de este programa no podría ser más simple:

> *Consume 1,000 calorías lunes, miércoles y viernes (días de éxito) y cuanto quieras y lo que quieras los demás días de la semana (días de fiesta).*

A los participantes en mi estudio les pedí limitar sus calorías un día sí y otro no, y lo hicieron, ¡pero sólo entre semana! La mayoría decidió tomarse el fin de semana. Y el resultado fue excelente. Ellos mantuvieron su bajo nivel de peso y todos los demás cambios saludables conseguidos en la dieta DS. (Y esto me pareció muy bien. Como científica, mi interés está en lo que *da* resultado, no en un método que creo que *podría* funcionar.)

En la dieta DS, el día de dieta consistió normalmente en un platillo de 400 calorías y un refrigerio de 100. En el programa de éxito DS, el día de éxito consiste en dos platillos de 400 calorías cada uno y dos refrigerios de 100. Puedes consumir estos platillos y refrigerios conforme al patrón alimenticio diario que prefieras —un platillo grande, tres chicos— mientras no excedas las 1,000 calorías.

Los días de fiesta son iguales que en la dieta DS: come cuanto quieras y lo que quieras. Pero como éste es un programa de por vida, los participantes en mi estudio recibieron asesoría sobre decisiones alimenticias y hábitos de estilo de vida saludables para sustentar toda una vida de mantenimiento de peso y buena salud. Más adelante encontrarás información similar. Pero antes de obtener información práctica, echemos un vistazo a los resultados de mi estudio sobre el programa de éxito, los cuales te darán la seguridad que necesitas para embarcarte en este viaje vitalicio al mantenimiento de peso.

Resultados espectaculares de pérdida y mantenimiento de peso

En el capítulo 1 describo los resultados de muchas de las investigaciones que he efectuado sobre la dieta del día siguiente, entre ellos los del primer año de tres de un estudio en curso auspiciado por los National Institutes of Health (Institutos Nacionales de Salud, NIH) de Estados Unidos. Sin embargo, este estudio de los NIH es especial. Toma en cuenta no sólo la dieta del día siguiente. También el programa de éxito de cada tercer día.

Esta investigación de tres años consta de tres experimentos de un año cada uno. En los seis primeros meses, los participantes hacen la dieta

DS, y *pierden* peso. En los seis siguientes, siguen el programa de éxito de cada tercer día, y *mantienen* su peso.

Me complace informar (como lo hice en noviembre de 2013 en el congreso anual ObesityWeek, el simposio sobre obesidad y pérdida de peso más prestigioso del mundo)[1] que *ambos* programas de cada tercer día dan resultado: en la dieta del día siguiente la gente pierde peso, y en el programa de éxito de cada tercer día mantiene su bajo nivel de peso. Veamos los resultados, y lo que significan para *ti*.

Comerás automáticamente menos calorías. El programa de éxito de cada tercer día fue originalmente concebido para suministrar un día (el de éxito) 50% de las calorías normales, y al siguiente (día de fiesta) 150% de esas mismas calorías. Mi primera sorpresa: ¡casi nadie podía ingerir el día de fiesta 150% de su consumo normal de calorías! Los participantes no pasaban de un promedio de 125%.

En otras palabras, sean cuales fueren las fuerzas metabólicas y hormonales en juego, el singular efecto de la alimentación DS impedía que esas personas, antes a dieta, comieran demasiado. ¡Consumían *automáticamente* la limitada cantidad de calorías necesarias para mantener su peso!

Seguirás perdiendo peso, sin recuperarlo. Si estás sentado, ¡párate y aplaude! Porque los resultados de este estudio son para celebrar.

En la dieta DS, los participantes bajaron de 7 a 22 kilos, con un descenso promedio de 11. En el programa de éxito DS, recuperaron en promedio ½ kilo. (Sí: ½ *kilo*.)

En suma, apenas si subieron. Mantuvieron su bajo nivel de peso. Ahí donde 5 de cada 6 practicantes de otras dietas fracasaron, ellos acertaron. Y lo hicieron continuando con el patrón DS: consumiendo 1,000 calorías un día y cuantas quisieran al siguiente.

Perderás grasa, no músculo. Como ya señalé, la gente pierde 75% de grasa y 25% de músculo en una dieta típica, y la merma de todo ese músculo sabotea la posibilidad de no volver a subir. En este estudio, como en todas mis investigaciones previas sobre la dieta del día siguiente, los participantes se deshicieron de la mayor parte de su peso en forma de grasa, y en muy menor proporción en forma de músculo.

La pérdida de peso promedio fue de 11 kilos:

- 10 de ellos de grasa
- 1 de músculo

Ésta es una de las razones principales de que el programa de éxito de cada tercer día sea un éxito.

Eliminarás mucha grasa del vientre. La dieta DS menoscabó la cintura de los participantes, con una reducción promedio de más de 13 centímetros. (Los hombres perdieron más grasa que las mujeres, porque tenían más para comenzar.) Y esa grasa abdominal extra no se recuperó en el programa de éxito:

- Grasa abdominal perdida en la dieta DS: de 1 a 3 kilos
- Grasa abdominal recuperada en el programa de éxito DS: 0 kilos
- Reducción promedio de la cintura en la dieta DS: 14 centímetros
- Recuperación promedio de la cintura en el programa de éxito DS: 0 centímetros

Reducir grasa en la barriga hace más que elevar tu autoestima y permitir que te vuelvas a poner tus jeans ajustados. Un vientre hinchado es el signo exterior de grasa visceral excedente, la grasa "profunda" que envuelve a tus órganos internos y arruina tu salud. Cada kilo extra de grasa *visceral* se traduce en mayor riesgo de deficiencias cardiacas, derrame cerebral y diabetes tipo 2. Del mismo modo, cada kilo que pierdes reduce tu riesgo.

Seguirás protegiendo tu corazón. En mi estudio de los NIH, los participantes disminuyeron su colesterol LDL en un promedio de 11% durante la dieta, decremento que continuó durante el programa de éxito. Redujeron su presión arterial en un promedio de 9 puntos, descenso que continuó durante el programa de éxito. Contrajeron en 8% su glucosa en ayunas (la glucosa alta es un factor de riesgo de deficiencias cardiacas y diabetes tipo 2), merma que continuó en el programa de éxito.

Como puedes ver, la dieta y el programa de éxito de cada tercer día dan *resultado*.

- Pierdes peso y no lo recuperas.
- Pierdes grasa (pero no músculo), y no vuelve.
- Reduces tu cintura en varios centímetros, que no regresan.
- El colesterol LDL disminuye y permanece en ese nivel.
- La presión se reduce y se mantiene ahí.
- Los niveles de glucosa bajan y no vuelven a aumentar.

La historia de Victoria:
"Controlar mi peso el resto de mi vida será fácil"

Pérdida de peso: 12 kilos

Mecánica clínica y residente de Chicago de 33 años de edad, Victoria, quien mide 1.65 metros, pesaba 111 kilos hasta que siguió la dieta del día siguiente.

"Tengo dos hijos en edad escolar y trabajo de tiempo completo, así que estoy sumamente ocupada, sin mucho tiempo para cocinar", nos dijo. "Antes de la dieta, comía lo que quería: comida rápida, frituras, cualquier cosa para salir del paso."

La dieta del día siguiente le ayudó a detenerse a planear los platillos para ella y sus hijos, tanto del día de dieta como del de fiesta, y lento pero seguro empezó a bajar unos kilos, hasta llegar a 99.

Cuando platicamos con ella, Victoria llevaba unos meses en el programa de éxito de cada tercer día y ya había bajado 12 kilos. "*Todavía* bajo de ½ a 1 kilo por semana, contra el kilo o kilo y medio de cuando estaba a dieta", indicó. "Hago lo mismo que hacía en ella."

El día de éxito, controla el hambre bebiendo té y mascando chicle. También le agrada comer los mismos alimentos congelados

---

que consumía el día de dieta, porque son sabrosos y prácticos, aunque ahora puede ingerir dos platillos en lugar de uno.

El día de fiesta, Victoria ya come más alimentos frescos, como ensaladas, verduras al vapor y frutas. Y hace ejercicio con regularidad, dos o tres veces por semana.

Está decidida a triunfar, porque siempre ha recuperado el peso que ha perdido en dietas.

"El día de éxito es muy importante para mí, porque no quiero volver a subir", dijo. "Los efectos de otras dietas me duraban unos meses y ya. Gracias al programa de éxito de cada tercer día, me será más fácil controlar mi peso el resto de mi vida, ¡y eso es justo lo que voy a hacer!".

¡Preserva lo bien hecho!

Durante la dieta DS adoptaste muchos hábitos que yo te recomendé para maximizar la reducción de peso y la buena salud, ¡y espero que no los abandones! Los revisaremos a continuación.

Haz ejercicio con regularidad. En el capítulo 6 expliqué la eficacia de combinar la dieta del día siguiente con el ejercicio regular, y te presenté un programa de caminar con podómetro. Si durante la dieta DS empezaste a caminar (o a hacer cualquier otro tipo de ejercicio regular), ¡felicidades, y sigue así! He aquí por qué: un registro nacional de miles de estadunidenses que han bajado de peso sin volver a subir durante al menos un año indica que 94% de ellos aumentaron su nivel de actividad física. Y la mayoría lo hizo caminando.

Cuando investigadores de la Hárvard Medical School estudiaron a más de 4,500 mujeres de entre 26 y 45 años que habían adelgazado, hallaron que las que añadieron a su rutina diaria apenas 30 minutos de actividad física (la preferida de las cuales fue caminar) registraron 52% menos probabilidades de recuperar mucho peso en los dos años posteriores a su pérdida.[2]

Si aún no has leído el capítulo 6 —"Dieta del día siguiente y ejercicio"—, te invito encarecidamente a que lo hagas, y a poner en práctica lo que dice: ejercitarte regularmente, siguiendo el programa ahí descrito de caminar con podómetro, o cualquier otra forma de ejercicio.

Pésate a diario. Los estudios demuestran que este hábito no sólo ayuda a bajar de peso, sino también a no volver a subir, como ya dijimos. Si, por cualquier razón, ves que tus kilos empiezan a regresar sigilosamente, retoma la dieta DS hasta recuperar tu peso deseado, y reinicia el programa de éxito.

Toma mucha agua. Beber un vaso de 235 mililitros de agua 15 o 30 minutos antes de cada comida es magnífico para controlar el hambre y el consumo de calorías el día de éxito, como ya señalamos. Tomar agua todo el día es bueno también.

Masca chicle. Éste es otro hábito sencillo que puede ayudarte a mantener tu peso a largo plazo; reduce el hambre y el apetito y agudiza la actitud alerta. E incluso quema algunas calorías extra.

Conteo fácil de calorías

Hay muchas formas de ingerir las 1,000 calorías del día de éxito: uno, dos o tres platillos, y uno o dos refrigerios. Cualquier combinación funciona mientras no excedas el límite de calorías. ¿Cuál es la mejor manera de llevar un registro? Aquí enunciaré las diversas formas en que puedes contarlas.

Usa los capítulos 4 y 5. Puedes preparar las recetas y bocadillos de calorías controladas del capítulo 4: una comida de 400 calorías, una cena de 400 y dos bocadillos de 100 para un total de 1,000 calorías. O elegir platillos y refrigerios envasados del capítulo 5 que sumen 1,000 calorías.

Compra libros de cocina con platillos de 400 o menos calorías. Para disponer de más recetas, también puedes comprar

---

y usar uno o más de los muchos libros de cocina que ofrecen platillos de 400 y 500 calorías y refrigerios de 100.

Busca en internet "recetas de 400 calorías". ¡Obtendrás más de tres millones de resultados!

Descarga un app para contar calorías o compra un medidor de calorías. Usa un app de teléfonos inteligentes para contar calorías, como MyFitnessPal o Lose It! Las apps son particularmente eficientes para esta tarea: siempre las llevas contigo y son fáciles de usar. También puedes seguir el antiguo método de comprar un libro para el efecto. Uno de los más populares es *The CalorieKing Calorie, Fat, & Carbohydrate Counter 2013* (Contador de calorías, grasas y carbohidratos 2013 de CalorieKing).

Usa como guía el acordeón de categorías de alimentos que aparece en seguida: Una manera interesante y útil de pensar en las calorías es concebir los alimentos en términos de calorías por kilogramo, aconseja Jeffrey Novick, dietista y nutriólogo residente en California que colaboró en el desarrollo del Wellness Club de Whole Foods. Claro que no te vas a comer un kilo de brócoli o de mantequilla. Pero una comparación kilo a kilo de esos dos alimentos indicará cuántas calorías contiene cada uno y la diferencia entre ellos, además de lo cual el hecho de que hagamos énfasis en verduras, frutas frescas, cereales integrales, legumbres y proteínas magras puede ayudarte a no rebasar el límite de 1,000 calorías del día de éxito. He aquí una lista de categorías de alimentos y sus calorías por kilogramo, en general:

- *Verduras*: 200 a 400 calorías por kilogramo
- *Frutas frescas*: 400 a 600 calorías por kilogramo
- *Cereales integrales y legumbres*: 1,000 calorías por kilogramo
- *Proteínas magras, como mariscos y carne blanca de pollo*: 1,200 a 1,300 calorías por kilogramo

- *Proteínas grasas, como un filete servido en un restaurante de bisteces "premium":* 2,000 calorías por kilogramo
- *Carbohidratos refinados y procesados, como pan, bizcochos y galletas:* 2,400 a 3,000 calorías por kilogramo
- *Comida chatarra, como galletas azucaradas de harina blanca:* 4,000 calorías por kilogramo
- *Frutos secos y semillas:* 5,600 calorías por kilogramo
- *Aceites y grasas:* 8,000 calorías por kilogramo

No te preocupes: el conteo de calorías no es para siempre. Si tú eres como la mayoría, tiendes a comer la misma docena o dos de platillos una y otra vez. Luego de dos o tres meses, no necesitarás ayuda para saber cuántas calorías ingieres; esto te será obvio.

Alimentación concienzuda y control de porciones: otras dos claves del mantenimiento de peso

Además de las sugerencias que ya te hemos dado en este libro, me gustaría hacerte otras dos que te serán muy útiles para mantener tu bajo nivel de peso.

Mantener tu bajo nivel de peso tiene que ver no sólo con *qué* comes, sino también con *por qué* lo haces. Y con lo que haces *cuando* comes. Quizá a veces no comes porque tengas *hambre*, sino porque te sientes *fatal*. Utilizas los alimentos para aplacar emociones negativas, aliviar el estrés o matar el aburrimiento. Quizá haya "señales" alimenticias a las que siempre reaccionas —ver una galleta y comértela—, tengas hambre o no.

Y tal vez haya ocasiones (la mayoría, quizá) en que no reparas en el olor, sabor y disfrute sensual de lo que comes. En cambio, comes de prisa —en el auto o frente a la tele—, sin fijarte siquiera en lo que te llevas a la boca.

191

Las investigaciones asocian esos tres hábitos —que los científicos llaman *alimentación emocional*, *alimentación externa* y *alimentación distraída*— con el sobrepeso y la obesidad. Pero hay un hábito diametralmente *opuesto* a la alimentación emocional, distraída y externa. Y muchos estudios, que describiré a continuación, asocian este hábito con un mantenimiento de peso satisfactorio. Se llama *alimentación concienzuda*.

Alimentación concienzuda es fijarte en tus emociones y estados de ánimo del momento —sin juzgarlos ni tratar de eliminarlos, sólo *observándolos* y *aceptándolos*—, para no permitir que la ansiedad, la depresión, el aburrimiento o el estrés te empujen a comer cuando no tienes hambre.

Alimentación concienzuda es no permitir que tus viejos hábitos controlen tu vida, sino dar un paso atrás —poniendo atención a tu hambre y deseos del momento presente— y decidir si *de veras* necesitas esas galletas. Y aun si decides comerlas, quizá optes por comer sólo una o dos, no la bolsa entera.

Alimentación concienzuda es fijarte en lo que comes cuando comes. Percibir el olor, sabor y consistencia de la comida, y consumirla despacio para *disfrutarla*. No hacer nada más mientras comes. Alimentación concienzuda es tener una *intención* —mantener un bajo nivel de peso— y la *atención* para cumplirla.

A mi juicio, la alimentación concienzuda es uno de los recursos más valiosos y efectivos para alcanzar el cometido del programa de éxito de cada tercer día. A los participantes en mi estudio de los NIH les enseñamos esa habilidad. Además, numerosas investigaciones científicas confirman la importancia de la alimentación concienzuda para el control de peso. Estudios recientes revelaron esto:

Si estás distraído, comes más: mucho más. Cuando un equipo de investigadores del Reino Unido analizó estudios sobre "comer atentamente", descubrió que quienes se distraen al comer comen mucho más, hasta 76% por encima de quienes ponen atención en sus alimentos. "Es probable que la ingesta atenta influya en el consumo de alimentos", escribieron esos investigadores en el *American Journal of Clinical Nutrition*.[3]

Si comes concienzudamente, ingieres menores porciones de alimentos altos en calorías. En un estudio sobre 171 personas publicado en la revista científica *Appetite*, las que comían concienzudamente consumían porciones más pequeñas de alimentos altos en calorías.[4]

Si reparas en lo que comes, tienes menos antojos y ejerces menos la alimentación emocional. En un estudio de investigadores holandeses, 26 mujeres que tomaron un curso de alimentación concienzuda tuvieron menos antojos e incurrieron menos en la alimentación emocional y externa. "La práctica concienzuda puede ser un medio eficaz para reducir […] conductas alimenticias problemáticas", escribieron los investigadores en *Appetite*.[5]

Cuando reparas en lo que ingieres, ¡a tu cerebro le preocupa menos comer! Investigadores de la Wake Forest University School of Medicine escanearon (mediante resonancia magnética funcional) el cerebro de 19 personas obesas tres horas después de desayunar. Las más concienzudas presentaron "mayor […] eficiencia" en sus "redes cerebrales", lo que indicó que estaban menos preocupadas por volver a comer.[6]

Atención = mantenimiento de peso. Investigadores del Osher Center for Integrative Medicine de la University of California, San Francisco, estudiaron a 47 mujeres con sobrepeso y obesas, a las que dividieron en dos grupos. Uno de ellos recibió capacitación en atención destinada a reducir la "alimentación por estrés", y el otro no. Cuatro meses después, el grupo atento estaba menos ansioso, presentaba menos alimentación externa, secretaba menos cortisol (hormona del estrés) y había mantenido su peso. Por su parte, el grupo no atento había engordado.[7]

Cómo comer concienzudamente

Una de las principales expertas en alimentación concienzuda es la doctora Michelle May, fundadora y directora general de los Am I Hungry? Mindful Eating Workshops (Talleres de alimentación concienzuda ¿Tengo hambre?) y autora de *Eat What You Love, Love What you Eat* (Come lo que amas, ama lo que comes) y otros libros sobre alimentación concienzuda. Aquí se expondrán algunos de los principios clave de este tipo de alimentación que esa especialista comunicó a Bill. Cabe señalar que la doctora May no suscribe la dieta y el programa de éxito de cada tercer día ni ningún otro programa o dieta de pérdida de peso en particular; pero como sus recomendaciones sobre la alimentación concienzuda son tan efectivas y perspicaces, queremos transmitírtelas.

Antes de comer algo, pregúntate: "¿Por qué voy a comerlo?". "La gente no siempre come por hambre", dijo la doctora May. "Con frecuencia la motivación es emocional, como soledad, depresión, angustia, estrés o aburrimiento. Estos motivos invalidan nuestras señales *internas* de hambre y saciedad y nos dirigen a alimentos reconfortantes, convenientes y densos en calorías. Y como cuando *empiezas* a comer no tienes hambre, no sabes cuándo parar. Comes hasta terminar la pieza elegida.

"En cambio", dice, "hazte esta simple pregunta antes de comer cualquier cosa: '¿Por qué la voy a comer?'".

"Pon así un tope —una pausa— entre el deseo de comer y el momento de empezar a hacerlo. Tómate un minuto para ver qué está pasando; si realmente tienes hambre física o sólo reaccionas a una motivación emocional. Si descubres que no tienes hambre, decide entre utilizar el alimento para enfrentar algo que no es una necesidad física de comida o dirigir tu atención a otra cosa hasta que en verdad tengas hambre."

Aprende a reconocer las señales físicas del hambre. ¿Cómo puedes saber si tienes hambre o no? *Busca* señales físicas en tu cuerpo, particularmente en tu estómago, aconseja la doctora May. "Detente un momento", dijo. "Examina tu cuerpo de pies a cabeza. Busca indicios de que tu deseo de comer no es hambre, como tensión física, dolor o preocupación. También busca indicios de que tu deseo de comer es hambre, como sensación de vacío en el estómago, o que te 'gruñen las tripas'. Haz esto cada vez que sientas ganas de comer, además de cada tres horas, para ver si de veras tienes hambre y necesitas ingerir alimento."

Dirige tu atención a otra cosa. Si no tienes hambre, una estrategia es distraerte en vez de comer, dijo la doctora May. Sal a dar una vuelta.

Mima a tu perro. Toma un baño. Lávate los dientes. Hazte una manicura. O si identificaste la necesidad emocional subyacente que pretendes satisfacer comiendo, resuelve esa necesidad, en forma restringida. "Tal vez estés fatigado y estresado y necesites unas vacaciones", dijo la doctora May. "Date unos minutos para buscar una página de viajes en internet, o imagina que estás de vacaciones y descansando en una hamaca, o respira hondo varias veces."

Aprende a reconocer *cuándo te sientes lleno*. Decidir no comer cuando no tienes hambre es uno de los aspectos de la alimentación concienzuda. Decidir dejar de hacerlo cuando estás satisfecho es otro.

"Alimentación concienzuda no es *estar bien*, sino *sentirse bien*", explicó la doctora May. "Identifica las señales de saciedad y haz alto cuando te sientas satisfecho. Una buena idea para saber cuándo estás lleno: fija una intención antes de comer. Pregúntate: '¿Cómo quiero sentirme al terminar?'. Tal vez quieras sentirte bien, vigoroso y satisfecho, no mal, cansado e indigesto", dijo la doctora May.

Tamaños de porción: no te extralimites

Otro hábito quizá tan importante como la alimentación concienzuda es *controlar el tamaño de las porciones*. De hecho, muchos nutriólogos creen que la tendencia a porciones cada vez más grandes —en supermercados, restaurantes, tiendas de conveniencia, hogares y hasta libros de cocina— es *la* principal razón de que muchos de nosotros tengamos sobrepeso o estemos obesos. Abundantes evidencias confirman esa perspectiva. Por ejemplo, investigadores del Department of Nutrition de la University of North Carolina en Chapel Hill analizaron 30 años de datos científicos para saber por qué en 2006 los estadunidenses consumían ya 600 calorías diarias más que en 1977. Descubrieron dos razones principales: el aumento en tamaños de porción y en el número de ocasiones al día para comer y beber.[8] En esos 30 años, la cantidad promedio de alimentos/bebidas consumida por "ocasión alimenticia" se incrementó en 65 miligramos/mililitros por episodio. Y ahora estos gramos extra suman kilos más pronto que nunca, porque en 2006 los estadunidenses tenían asimismo un promedio de 4.9 ocasiones alimenticias diarias, contra 3.8 en 1977.

Otros datos alarmantes, cortesía del doctor Brian Wansink, profesor de la Cornell University y autor de *Mindless Eating: Why We Eat More Than We Think* (Comer sin pensar: Por qué comemos más de lo que creemos):[9]

- Las porciones jumbo en restaurantes, a los que ahora destinamos mayor parte de nuestro presupuesto alimentario, son sistemáticamente 250% más grandes que las regulares. (Y según el Departamento de Agricultura de Estados Unidos, casi todos los platillos de los restaurantes de comida rápida son ahora de 2 a 5 veces mayores que hace 20 años.)
- La gente tiende a comer de 30 a 50% más a causa de las más grandes porciones en restaurantes, y de 20 a 40% más a causa de paquetes de tamaño mayor. Y comer hoy una porción grande no significa que la rechazarás mañana. En un estudio, a personas normales y con sobrepeso se les sirvieron porciones 50% más grandes en un periodo de 11 días, durante todos los cuales comieron en exceso, hasta acumular un gran total de 4,636 calorías extra.
- El tamaño de vasos y tazones de cocina no ha cesado de aumentar, y ahora son 36% más grandes que en 1960.

Son dos las razones principales de que todo este superincremento de tamaño nos haga comer de más, según el doctor Wansink:

- Paquetes, porciones en restaurantes y vajillas más grandes se han vuelto una "norma de consumo", la cual señala que es "más apropiado, habitual, razonable y normal" comer porciones mayores.
- Las porciones grandes nos confunden sobre cuánto comemos:

¡puedes consumir mucho antes de notar que la cantidad ha disminuido! En un estudio, personas comieron 73% más sopa de jitomate de fuentes rellenadas sigilosa e imperceptiblemente bajo la mesa en comparación con quienes se sirvieron de fuentes normales, ¡pero supusieron que sólo habían consumido 5 calorías más!

El programa de éxito de cada tercer día te ayuda a controlar porciones alternando el ayuno moderado de 1,000 calorías del día de éxito con el día de fiesta: no comes en exceso en forma automática. Pero limitar porciones no hace ningún daño de todas maneras.

Sugerencias científicamente fundamentadas para el control de porciones

Bill y yo revisamos la última década de estudios sobre control de porciones en busca de las mejores formas científicamente probadas de ayudarte a restringir tus porciones el día de éxito y el de fiesta.

Usa tu plato para controlar tus porciones. Investigadores de la Mayo Clinic estudiaron a 65 personas obesas dividiéndolas en dos grupos. Durante seis meses, un grupo usó en sus comidas un "plato de control de porciones"; sus miembros adelgazaron casi cinco veces más que los del otro grupo.[10] En un estudio similar de seis meses, publicado en los *Archives of Internal Medicine*, personas obesas con diabetes tipo 2 que usaron platos de control de porciones adelgazaron 18 veces más que un grupo similar que no empleó esos platos.[11]

En el estudio de la Mayo Clinic, el plato era de vidrio transparente con marcas negras que lo segmentaban en tres partes: una mitad decía "verduras", un cuarto "pescado, carnes magras, pollo y frutos secos" y el otro cuarto "papas, pasta, arroz, frijoles y cereales integrales". Se instruyó a los participantes usar ese plato en su comida principal, y se les alentó a usarlo en todas sus comidas.

Creo que dividir tus platillos en una mitad de verduras y frutas, un cuarto de proteínas y otro de almidones es fantástico (y fácil) para controlar tus porciones. Esos tamaños de porción concuerdan además con las recomendaciones más recientes del Departamento de Agricultura de Estados Unidos, en las que "MyPlate" (www.choosemyplate.gov) ha reemplazado a la pirámide de los alimentos como principal sugerencia nutricional oficial. Ese departamento recomienda asimismo varias raciones diarias de productos lácteos bajos en grasas; creo que ésta también es una estrategia útil para el mantenimiento de peso.

Y ni siquiera tienes que *imaginarte* las porciones: puedes comprar platos de control de porciones como los usados en el estudio de la Mayo Clinic, de todos los niveles de elegancia y precio, en tiendas y en línea.

Incrementa la porción de frutas y verduras. Si quieres reducir tus calorías, aumenta tu porción de frutas y verduras y reduce las de proteínas y almidones. Un estudio de investigadores de la Pennsylvania State University publicado en el *American Journal of Clinical Nutrition* demostró que un poco más de verduras y un poco menos de proteínas/almidones reducían en 14% el total de calorías de una comida.[12]

Usa fuentes más chicas. Personas que usaban una fuente grande para servirse pasta se servían 77% más que cuando usaban una fuente mediana, reportaron investigadores holandeses en el *Journal of Nutrition Education and Behavior*.[13]

En un estudio similar, quienes recibieron tazones grandes (de 1 litro) y cucharas grandes para helado (de 88 mililitros) se sirvieron 53% más helado que quienes recibieron tazones medianos (de ½ litro) y cucharas medianas (de 60 mililitros).

Cuando en una fiesta en ocasión del Super Bowl se ofreció a los invitados servirse de una fuente de 2 y otra de 4 litros, los que usaron la más grande se sirvieron 53% más refrigerio, y comieron 92% de lo que se sirvieron.

Y cuando a cinéfilos se les brindaron cubetas de palomitas medianas o grandes para consumir durante la película, los de las cubetas grandes comieron 51% más palomitas.

Compra paquetes más pequeños. "Una persona puede comprar tamaños menores, o crear sus propias raciones subdividiendo la bolsa de oferta en bolsas más chicas", escribe el doctor Wansink. En la comida, quita de la mesa (y de la vista) los paquetes o envases grandes, añade este experto. Esto también vale para las bebidas, por supuesto. Investigaciones indican que hoy 21% de nuestras calorías diarias proceden de bebidas, casi el doble que en 1965.

Compra bocadillos más chicos. Personas que durante una semana recibieron refrigerios de 100 calorías consumieron 841 calorías menos que las que recibieron raciones estándar, informaron investigadores de la University of Colorado.[14]

Ordena menos en restaurantes, o llévate algo a casa. En un estudio, un aumento de un tercio en el tamaño de porción de pasta de un restaurante repercutió en un incremento de 43% en el consumo de calorías, aportando 172 más. "Estos resultados confirman la sugerencia de que las grandes porciones de los restaurantes contribuyen a la epidemia de obesidad", escribieron los investigadores en *Obesity Research*.[15]

No cuentes con que chefs bienintencionados te protegerán. Un estudio de investigadores de la Clemson University, publicado en *Obesity*, determinó que la mayoría de entre 300 chefs ejecutivos pensaba que "las porciones grandes son un problema para el control de peso". Setenta y seis por ciento de esos chefs afirmaron asimismo que las porciones de sus restaurantes eran "normales". Sin embargo, los investigadores descubrieron que sus porciones de filetes y pasta eran de dos a cinco veces más grandes que los tamaños saludables recomendados por el gobierno.[16]

¿Qué hacer? "Puedes dividir un platillo, u ordenar como plato fuerte una entrada, o pedir que te pongan para llevar la mitad de la cena", recomienda el doctor Wansink.

Consume mayores porciones de alimentos de alto volumen bajos en calorías. Reducir en 25% el tamaño de porción representó un decremento de 231 calorías en una comida, reportaron investigadores de la Pennsylvania State University. Pero el mismo resultado se obtuvo aumentando las porciones de alimentos bajos en calorías y de alto volumen, como frutas, verduras, sopas y leche baja en grasa, todos los cuales te permiten comer y beber grandes porciones sin ingerir muchas calorías extra. "Reducciones tanto en tamaño de porción como en densidad de energía [calorías] pueden ayudar a moderar el consumo de energía", escribieron esos investigadores en el *American Journal of Clinical Nutrition*.[17]

Duerme ¡y mañana comerás porciones menores! Sí, dormir bien puede significar comer porciones más pequeñas. En un estudio en Suecia, personas que durmieron menos eligieron porciones de desayuno 14% más grandes y colaciones de media mañana 16% más grandes que las de quienes durmieron bien.[18]

Estos cambios y las sugerencias de dieta y estilo de vida de este capítulo persiguen procurarte *toda una vida* de buena salud. ¡No te precipites! Si haces estos cambios poco a poco, los harás bien. ¡Y obtendrás como recompensa la enorme satisfacción de ser uno de los pocos seguidores de dietas que han bajado de peso y no lo han vuelto a subir!

Historia de Barbara

Pérdida de peso: 9 kilos

El campus de la University of Illinois-Chicago colinda con el Veterans Administration (VA) Medical Center, así que muchas enfermeras del centro ven los volantes que publicitan mis estudios y se inscriben en ellos, como Barbara.

"La gente cree que las enfermeras sabemos todo sobre salud, pero no es cierto", nos dijo ella, sonriendo. "Yo estaba enferma, tomaba prednisona, había subido tres tallas y al parecer no podía resolverme a seguir una dieta el tiempo necesario. Vi entonces el volante de uno de los estudios de la doctora Varady sobre ayuno en días alternos y pérdida de peso, y decidí que era para mí."

Luego de tres meses a dieta del día siguiente, Barbara había bajado 9 kilos. Y en 12 meses no los recuperó.

"Sé que el día de fiesta puedo comer de todo, pero hago énfasis en frutas y verduras", dijo. "Mi familia sabe que me encanta la fruta, y en casa la hay ahora más que nunca: melones, toronjas, naranjas, granadas, de todo."

También dejó de comer frituras, que le encantaban. "Ahora cocinamos mucho a la parrilla, e incluso asamos verduras y elotes", dijo.

Y se puso a caminar. "Cargo un podómetro, y siempre uso las escaleras, pese a que mi oficina está en el quinto piso. Y como el VA Medical Center es tan grande, suelo caminar de un edificio a otro, así que no me es difícil acumular miles de pasos.

"A veces incumplo el día de éxito, aunque no seguido, y nunca dos al hilo", comentó. "Esto se debe a que mi mayor temor es volver a subir, así que hago todo lo posible por evitarlo. Me gustan los cumplidos, lo bien que me siento y la realización de haber bajado de peso y no recuperarlo."

¡La palabra clave en el programa de éxito DS es *éxito*!

Ya sea que hayas comprado este libro para bajar esos últimos 2 o 5 kilos, o un extra de 9, 14, 18 o más; que nunca antes te hayas puesto a dieta o hayas fracasado en todas las que intentaste, sé que tendrás éxito con la dieta y el programa de éxito de cada tercer día. Y lo sé como lo saben los científicos: porque mis minuciosos y repetidos estudios demuestran que los programas de pérdida y mantenimiento de peso descritos en *La dieta del día siguiente* sí dan *resultado*.

La dieta del día siguiente te ayuda a adelgazar; sea cual sea tu meta de pérdida de peso, ¡sé que la cumplirás!

El programa de éxito de cada tercer día te ayuda a no volver a subir; si lo sigues, sé que no recuperarás los kilos que bajaste.

Para mí ha sido un placer trasladar la dieta y el programa de éxito DS de las publicaciones científicas a este libro, y a tu vida. ¡Bill y yo te deseamos una vida ligera y saludable!

¡DS tan fácil como el 1, 2, 3!

1. En el programa de éxito DS, consumes 1,000 calorías lunes, miércoles y viernes y todas las que quieras los demás días de la semana.
2. La alimentación concienzuda —fijarte en tu comida, bocado a bocado— es una clave probada para mantener tu peso.
3. El control de porciones —en casa y dondequiera que comas— es una de las mejores formas de controlar calorías.

Agradecimientos

De la doctora Krista Varady:

Gracias a mi coautor, Bill Gottlieb; a mi agente literaria, Chris Tomasino, y a mi editora, Christine Pride, por su empeñoso trabajo, apoyo y aliento a todo lo largo de este proceso. Gracias también a Peter Jones y Marc Hellerstein por su destacada mentoría durante mi doctorado y posdoctorado. Gracias, por último, a mis alumnos de doctorado —Surabhi Bhutani, Monica Klempel, Cynthia Kroeger, John Trepanowski y Kristin Hoddy— por su diligente labor en la coordinación de todas las pruebas con humanos expuestas en este libro.

De Bill Gottlieb:

Un libro terminado es una ocasión para expresar una gratitud enorme, ya que muchas personas (¡demasiadas como para agradecerles aquí a todas!) contribuyeron a su creación y conclusión. Pero debo dar gracias especiales a…

Mi coautora, la doctora Krista Varady, por sus pioneras investigaciones, inteligencia vivaz y constante compañerismo; Krista, ¡fuiste la colaboradora perfecta! A Stephanie Karpinske, por su excelente (¡y rápido!) trabajo en la producción de las recetas para el libro, y por sus muchos consejos sobre alimentos congelados. A Christine Tomasino, mi agente literaria durante 15 años, que ha puesto su creatividad, energía, habilidad para negociar y sistemática atención en cada uno de los 15 libros que he escrito; Chris, nunca podré agradecerte lo suficiente. A nuestra abogada literaria, Heather Florence, por su cuidadoso, crucial y defensor trabajo en bien de este proyecto. A Matt Inman, nuestro editor de adquisiciones en Hyperion Books, y a Liz Gough, nuestra editora de adquisiciones en Hodder. A Christine Pride, nuestra soberbia editora, que trabajó a gran velocidad, con aptitud extrema, y mejoró inmensamente el libro. A Gretchen Young, de Hachette, por su diligencia y amabilidad; ¡gracias por encargarte de que el manuscrito no dejara de avanzar! Gracias, finalmente, a todos los demás miembros del equipo editorial de Hachette que invirtieron su excepcional habilidad en la producción de este libro.

Notas

1. La nueva ciencia de la dieta del día siguiente

1 C. D. Gardner et al., "Comparison of the Atkins, Zone, Ornish, and LEARN Diets for Change in Weight and Related Risk Factors among Overweight Premenopausal Women: The A TO Z Weight Loss Study: A Randomized Trial", *Journal of the American Medical Association*, vol. 297, núm. 9, 7 de marzo de 2007, pp. 969-977.

2 L. K. Heilbronn et al., "Alternate-Day Fasting in Nonobese Subjects: Effects on Body Weight, Body Composition, and Energy Metabolism", *American Journal of Clinical Nutrition*, vol. 81, núm. 1, enero de 2005, pp. 69-73.

3 K. A. Varady et al., "Short-Term Modified Alternate-Day Fasting: A Novel Dietary Strategy for Weight Loss and Cardioprotection in Obese Adults", *American Journal of Clinical Nutrition*, núm. 90, 2009, pp. 1138-1143.

4 *Ibid.*

5 M. C. Klempel et al., "Dietary and Physical Activity Adaptations to Alternate Day Modified Fasting: Implications for Optimal Weight Loss", *Nutrition Journal*, núm. 9, 2010, p. 35.

6 S. Bhutani et al., "Improvements in Coronary Heart Disease Risk Indicators by Alternate-Day Fasting Involve Adipose Tissue Modulations", *Obesity*, vol. 18, núm. 11, noviembre de 2010, pp. 2152-2159.

7 M. C. Klempel et al., "Alternate Day Fasting (ADF) with a High-Fat Diet Produces Similar Weight Loss and Cardio-Protection as ADF with a Low-Fat Diet", *Metabolism*, vol. 62, núm. 1, enero de 2013, pp. 137-143.

8 S. Bhutani et al., "Alternate Day Fasting and Endurance Exercise Combine to Reduce Body Weight and Favorably Alter Plasma Lipids on Obese Humans", *Obesity*, 14 de febrero de 2013.

9 F. M. Kramer et al., "Long-Term Follow-Up of Behavioral Treatment for Obesity: Patterns of Weight Regain among Men and Women", *International Journal of Obesity*, vol. 13, núm. 2, 1989, pp. 123-136.

2. Día de dieta

[1] J. J. VanWormer et al. "Self-Weighing Promotes Weight Loss for Obese Adults", American Journal of Preventive Medicine, vol. 36, núm. 1, enero de 2009, pp. 70-73.

[2] J. J. VanWormer et al., "Self-Weighing Frequency Is Associated with Weight Gain Prevention over 2 Years among Working Adults", International Journal of Behavioral Medicine, vol. 19, núm. 3, septiembre de 2012, pp. 351-358.

[3] D. M. Steinberg et al., "The Efficacy of a Daily Self-Weighing Weight Loss Intervention Using Smart Scales and Email", Obesity, 20 de marzo de 2013.

[4] M. L. Butryn et al., "Consistent Self-Monitoring of Weight: A Key Component of Successful Weight Loss Maintenance", Obesity, vol. 15, núm. 12, diciembre de 2007, pp. 3091-3096.

[5] J. A. Linde et al., "Self-Weighing in Weight Gain Prevention and Weight Loss Trials", Annals of Behavioral Medicine, vol. 30, núm. 3, diciembre de 2005, pp. 210-216.

[6] S. M. Douglas et al., "Low, Moderate, or High Protein Yogurt Snacks on Appetite Control and Subsequent Eating in Healthy Women", Appetite, vol. 60, núm. 1, enero de 2013, pp. 117-122.

[7] H. J. Leidy et al., "The Influence of Higher Protein Intake and Greater Eating Frequency on Appetite Control in Overweight and Obese Men", Obesity, vol. 18, núm. 9, septiembre de 2010, pp. 1725-1732.

[8] D. Mozaffarian et al., "Plasma Phospholipid Long-Chain ω-3 Fatty Acids and Total and Cause-Specific Mortality in Older Adults: A Cohort Study", Annals of Internal Medicine, vol. 158, núm. 7, abril de 2013, pp. 515-525.

[9] R. Estruch et al., "Primary Prevention of Cardiovascular Disease with a Mediterranean Diet", New England Journal of Medicine, vol. 368, núm. 14, abril de 2013, pp. 1279-1290.

[10] P. W. Siri-Tarino et al., "Meta-Analysis of Prospective Cohort Studies Evaluating the Association of Saturated Fat with Cardiovascular Disease", American Journal of Clinical Nutrition, vol. 91, núm. 3, marzo de 2010, pp. 535-546.

[11] A. Kong et al., "Associations between Snacking and Weight Loss and Nutrient Intake among Postmenopausal Overweight to Obese Women in a Dietary Weight-Loss Intervention", Journal of the American Dietetic Association, vol. 111, núm. 12, diciembre de 2011, pp. 1898-1903.

[12] M. Hibi et al., "Nighttime Snacking Reduces Whole Body Fat Oxidation and Increases LDL Cholesterol in Healthy Young Women", American Journal of Physiology: Regulatory, Integrative and Comparative Physiology, vol. 304, núm. 2, enero de 2013, pp. R94-R101.

[13] N. Stroebele et al., "Do Calorie-Controlled Portion Sizes of Snacks Reduce Energy Intake?", Appetite, vol. 52, núm. 3, junio de 2009, pp. 793-796.

[14] C. A. Zizza y B. Xu, "Snacking Is Associated with Overall Diet Quality among Adults", Journal of the Academy of Nutrition and Dietetics, vol. 112, núm. 2, febrero de 2012, pp. 291-296.

[15] C. A. Zizza et al., "Contribution of Snacking to Older Adults' Vitamin, Carotenoid, and Mineral Intakes", Journal of the American Dietetic Association, vol. 110, núm. 5, mayo de 2010, pp. 768-772.

[16] J. L. Bachman et al., "Eating Frequency Is Higher in Weight Loss Maintainers and Normal-Weight Individuals Than in Overweight Individuals", Journal of the American Dietetic Association, vol. 111, núm. 11, noviembre de 2011, pp. 1730-1734.

17 E. L. Van Walleghen et al., "Pre-Meal Water Consumption Reduces Meal Energy Intake in Older but Not Younger Subjects", Obesity, vol. 15, núm. 1, enero de 2007, pp. 93-99.

18 B. M. Davy et al., "Water Consumption Reduces Energy Intake at a Breakfast Meal in Obese Older Adults", Journal of the American Dietetic Association, vol. 108, núm. 7, julio de 2008, pp. 1236-1239.

19 M. Boschmann et al., "Water Drinking Induces Thermogenesis through Osmosensitive Mechanisms", Journal of Clinical Endocrinology and Metabolism, vol. 92, núm. 8, agosto de 2007, pp. 3334-3337.

20 J. D. Akers et al., "Daily Self-Monitoring of Body Weight, Step Count, Fruit/Vegetable Intake, and Water Consumption: A Feasible and Effective Long-Term Weight Loss Maintenance Approach", Journal of the Academy of Nutrition and Dietetics, vol. 112, núm. 5, mayo de 2012, pp. 685-692.e2.

21 K. J. Rudenga et al., "Amygdala Response to Sucrose Consumption Is Inversely Related to Artificial Sweetener Use", Appetite, vol. 58, núm. 2, abril de 2012, pp. 504-507.

22 S. P. Fowler et al., "Fueling the Obesity Epidemic? Artificially Sweetened Beverage Use and Long-Term Weight Gain", Obesity, vol. 16, núm. 8, agosto de 2008, pp. 1894-1900.

23 A. M. Bernstein et al., "Soda Consumption and the Risk of Stroke in Men and Women", American Journal of Clinical Nutrition, vol. 95, núm. 5, mayo de 2012, pp. 1190-1199.

24 E. S. Schernhammer et al., "Consumption of Artificial Sweetener and Sugar Containing Soda and Risk of Lymphoma and Leukemia in Men and Women", American Journal of Clinical Nutrition, vol. 96, núm. 6, diciembre de 2012, pp. 1419-1428.

25 J. A. Nettleton et al. "Diet Soda Intake and Risk of Incident Metabolic Syndrome and Type 2 Diabetes in the Multi-Ethnic Study of Atherosclerosis (MESA)", Diabetes Care, vol. 32, núm. 4, abril de 2009, pp. 688-694.

26 V. P. Karalius et al., "Dietary Sugar and Artificial Sweetener Intake and Chronic Kidney Disease: A Review", Advances in Chronic Kidney Disease, vol. 20, núm. 2, marzo de 2013, pp. 157-164.

27 M. Y. Pepino et al., "Sucralose Affects Glycemic and Hormonal Responses to an Oral Glucose Load", Diabetes Care, 30 de abril de 2013.

28 A. Gavrieli et al., "Effect of Different Amounts of Coffee on Dietary Intake and Appetite of Normal-Weight and Overweight/Obese Individuals", Obesity, 29 de noviembre de 2012.

29 E. Lopez-Garcia et al., "Changes in Caffeine Intake and Long-Term Weight Change in Men and Women", American Journal of Clinical Nutrition, vol. 83, núm. 3, marzo de 2006, pp. 674-680.

30 B. E. Carter et al., "Beverages Containing Soluble Fiber, Caffeine, and Green Tea Catechins Suppress Hunger and Lead to Less Energy Consumption at the Next Meal", Appetite, vol. 59, núm. 3, diciembre de 2012, pp. 755-761.

31 R. Hursel et al., "The Effects of Green Tea on Weight Loss and Weight Maintenance: A Meta-Analysis", International Journal of Obesity, vol. 33, núm. 9, septiembre de 2009, pp. 956-961.

32 N. D. Freedman et al., "Association of Coffee Drinking with Total and Cause-Specific Mortality", New England Journal of Medicine, vol. 366, núm. 20, mayo de 2012, pp. 1891-1904.

33 M. M. Hetherington et al., "Effects of Chewing Gum on Short-Term Appetite Regulation in Moderately Restrained Eaters", Appetite, vol. 57, núm. 2, octubre de 2011, pp. 475-482.

[34] A. P. Smith *et al.*, "Effects of Chewing Gum on the Stress and Work of University Students", *Appetite*, vol. 58, núm. 3, junio de 2012, pp. 1037-1040.

[35] S. Zibell *et al.*, "Impact of Gum Chewing on Stress Levels: Online Self-Perception Research Study", *Current Medical Research and Opinion*, vol. 25, núm. 6, junio de 2009, pp. 1491-1500.

[36] A. Scholey *et al.*, "Chewing Gum Alleviates Negative Mood and Reduces Cortisol during Acute Laboratory Psychological Stress", *Physiology & Behavior*, vol. 97, núms. 3-4, junio de 2009, pp. 304-312.

4. Recetas para el día de dieta: rápidas, fáciles y deliciosas

[1] N. Z. Unlu *et al.*, "Carotenoid Absorption from Salad and Salsa by Humans Is Enhanced by the Addition of Avocado or Avocado Oil", *Journal of Nutrition*, vol. 135, núm. 3, marzo de 2005, pp. 431-436.

[2] L. Tedong *et al.*, "Hydro-Ethanolic Extract of Cashew Tree (Anacardium Occidentale) Nut and Its Principal Compound, Anacardic Acid, Stimulate Glucose Uptake in C2C12 Muscle Cells", *Molecular Nutrition and Food Research*, vol. 54, núm. 12, diciembre de 2010, pp. 1753-1762.

[3] A. Kamil *et al.*, "Health Benefits of Almonds beyond Cholesterol Reduction", *Journal of Agricultural and Food Chemistry*, 17 de febrero de 2012.

[4] M. Russo *et al.*, "The Flavonoid Quercetin in Disease Prevention and Therapy", *Biochemical Pharmacology*, vol. 83, núm. 1, 1 de enero de 2012, pp. 6-15.

[5] P. B. Mellen *et al.*, "Whole Grain Intake and Cardiovascular Disease: A Meta-Analysis", *Nutrition, Metabolism and Cardiovascular Diseases*, vol. 18, núm. 4, mayo de 2008, pp. 283-290.

[6] C. E. Reis *et al.*, "Ground Roasted Peanuts Leads to a Lower Post-Prandial Glycemic Response Than Raw Peanuts", *Nutrition Hospital*, vol. 26, núm. 4, julio-agosto de 2011, pp. 745-751.

[7] L. M. Oude Griep *et al.*, "Colors of Fruit and Vegetables and 10-Year Incidence of Stroke", *Stroke*, vol. 42, núm. 11, noviembre de 2011, pp. 3190-3195.

[8] M. S. Butt *et al.*, "Black Pepper and Health Claims: A Comprehensive Treatise", *Critical Reviews in Food Science and Nutrition*, vol. 53, núm. 9, 2013, pp. 875-886.

[9] F. D. Russell *et al.*, "Distinguishing Health Benefits of Eicosapentaenoic and Docosahexaenoic Acids", *Marine Drugs*, vol. 10, núm. 11, 13 de noviembre de 2012, pp. 2535-2559.

[10] J. Ratliff *et al.*, "Consuming Eggs for Breakfast Influences Plasma Glucose and Ghrelin, while Reducing Energy Intake during the Next 24 Hours in Adult Men", *Nutrition Research*, vol. 30, núm. 2, febrero de 2010, pp. 96-103.

[11] Y. Xu *et al.*, "Effect of Dietary Supplementation with White Button Mushrooms on Host Resistance to Influenza Infection and Immune Function in Mice", *British Journal of Nutrition*, vol. 109, núm. 6, 28 de marzo de 2013, pp. 1052-1061.

[12] S. Zhao *et al.*, "Intakes of Apples or Apple Polyphenols Decease Plasma Values for Oxidized Low-Density Glycoprotein I Complex", *Journal of Functional Foods*, enero de 2013, pp. 493-497.

13 U. P. Hettiaratchi *et al.*, "Chemical Compositions and Glycemic Responses to Banana Varieties", *International Journal of Food Sciences and Nutrition*, vol. 62, núm. 4, junio de 2011, pp. 307-309.

14 D. L. Katz *et al.*, "Cocoa and Chocolate in Human Health and Disease", *Antioxidants and Redox Signaling*, vol. 15, núm. 10, noviembre de 2011, pp. 2779-2811.

15 B. P. Patel *et al.*, "An After-School Snack of Raisins Lowers Cumulative Food Intake in Young Children", *Journal of Food Science*, vol. 78, núm. S1, junio de 2013, pp. A5-A10.

16 R. Akilen *et al.*, "Cinnamon in Glycaemic Control: Systematic Review and Meta Analysis", *Clinical Nutrition*, vol. 31, núm. 5, octubre de 2012, pp. 609-615.

17 T. B. Cesar *et al.*, "Orange Juice Decreases Low-Density Lipoprotein Cholesterol in Hypercholesterolemic Subjects and Improves Lipid Transfer to High-Density Lipoprotein in Normal and Hypercholesterolemic Subjects", *Nutrition Research*, vol. 30, núm. 10, octubre de 2010, pp. 689-694.

18 E. M. Kurowska *et al.*, "HDL-Cholesterol-Raising Effect of Orange Juice in Subjects with Hypercholesterolemia", *American Journal of Clinical Nutrition*, vol. 72, núm. 5, noviembre de 2000, pp. 1095-1100.

19 Y. Zhang *et al.*, "Cherry Consumption and Decreased Risk of Recurrent Gout Attacks", en *Arthritis and Rheumatism*, vol. 64, núm. 12, diciembre de 2012, pp. 4004-4011.

20 D. S. Kelley *et al.*, "Sweet Bing Cherries Lower Circulating Concentrations of Markers for Chronic Inflammatory Diseases in Healthy Humans", *Journal of Nutrition*, vol. 143, núm. 3, marzo de 2013, pp. 340-344.

21 G. Howatson *et al.*, "Effect of Tart Cherry Juice (*Prunus Cerasus*) on Melatonin Levels and Enhanced Sleep Quality", *European Journal of Nutrition*, vol. 51, núm. 8, diciembre de 2012, pp. 909-916.

22 A. A. Moazzami *et al.*, "Metabolomics Reveals the Metabolic Shifts Following an Intervention with Rye Bread in Postmenopausal Women. A Randomized Control Trial", *Nutrition Journal*, núm. 11, octubre de 2012, p. 88.

23 A. Basu *et al.*, "Strawberries Decrease Atherosclerotic Markers in Subjects with Metabolic Syndrome", *Nutrition Research*, vol. 30, núm. 7, julio de 2010, pp. 462-469.

24 V. Nguyen *et al.*, "Popcorn Is More Satiating Than Potato Chips in Normal-Weight Adults", *Nutrition Journal*, núm. 11, 14 de septiembre de 2012, p. 71.

6. Dieta del día siguiente y ejercicio

1 S. Bhutani *et al.*, "Alternate Day Fasting and Endurance Exercise Combine to Reduce Body Weight and Favorably Alter Plasma Lipids on Obese Humans", *Obesity*, 14 de febrero de 2013.

2 D. R. Bassett, Jr. *et al.*, "Pedometer-Measured Physical Activity and Health Behaviors in U.S. Adults", *Medicine and Science in Sports and Exercise*, vol. 42, núm. 10, octubre de 2010, pp. 1819-1825.

3 C. N. Hultquist *et al.*, "Comparison of Walking Recommendations in Previously Inactive Women", *Medicine and Science in Sports and Exercise*, vol. 37, núm. 4, abril de 2005, pp. 676-683.

4 C. Tudor-Locke *et al.*, "The Relationship between Pedometer-Determined Ambulatory

Activity and Body Composition Variables", *International Journal of Obesity and Related Metabolic Disorders*, vol. 25, núm. 11, noviembre de 2001, pp. 1571-1578.

⁵ D. M. Bravata, "Using Pedometers to Increase Physical Activity and Improve Health: A Systematic Review", *Journal of the American Medical Association*, vol. 298, núm. 19, 21 de noviembre de 2007, pp. 2296-2304.

⁶ K. A. Croteau, "Strategies Used to Increase Lifestyle Physical Activity in a Pedometer-Based Intervention", *Journal of Allied Health*, vol. 33, núm. 4, invierno de 2004, pp. 278-281.

⁷ J. A. Steeves *et al.*, "Can Sedentary Behavior Be Made More Active? A Randomized Pilot Study of TV Commercial Stepping Versus Walking", *International Journal of Behavioral Nutrition and Physical Activity*, núm. 9, 6 de agosto de 2012, p. 95.

7. EL PROGRAMA DE ÉXITO DEL DÍA SIGUIENTE

¹ "ObesityWeek 2013", ponencia presentada en la conferencia anual de la American Society for Metabolic and Bariatric Surgery, que publica la revista *Obesity*, acerca del primer año de resultados de un estudio de tres años auspiciado por los National Institutes of Health.

² R. A. Mekary *et al.*, "Physical Activity in Relation to Long-Term Weight Maintenance After Intentional Weight Loss in Premenopausal Women", *Obesity*, vol. 18, núm. 1, enero de 2010, pp. 167-174.

³ E. Robinson *et al.*, "Eating Attentively: A Systematic Review and Meta-Analysis of the Effect of Food Intake Memory and Awareness on Eating", *American Journal of Clinical Nutrition*, vol. 97, núm. 4, abril de 2013, pp. 728-742.

⁴ M. Beshara *et al.*, "Does Mindfulness Matter? Everyday Mindfulness, Mindful Eating and Self-Reported Serving Size of Energy Dense Foods among a Sample of South Australian Adults", *Appetite*, núm. 67, agosto de 2013, pp. 25-29.

⁵ H. J. Alberts *et al.*, "Dealing with Problematic Eating Behaviour: The Effects of a Mindfulness-Based Intervention on Eating Behaviour, Food Cravings, Dichotomous Thinking and Body Image Concern", *Appetite*, vol. 58, núm. 3, junio de 2012, pp. 847-851.

⁶ B. Paolini *et al.*, "Coping with Brief Periods of Food Restriction: Mindfulness Matters", *Frontiers in Aging Neuroscience*, núm. 4, 2012, p. 13.

⁷ J. Daubenmier *et al.*, "Mindfulness Intervention for Stress Eating to Reduce Cortisol and Abdominal Fat among Overweight and Obese Women: An Exploratory Randomized Controlled Study", *Journal of Obesity*, 2011, número de identificación del artículo 651936.

⁸ K. J. Duffey *et al.*, "Energy Density, Portion Size, and Eating Occasions: Contributions to Increased Energy Intake in the United States, 1977-2006", *PLoS Medicine*, vol. 8, núm. 6, junio de 2011, p. e1001050.

⁹ B. Wansink *et al.*, "Portion Size Me: Downsizing Our Consumption Norms", *Journal of the American Dietetic Association*, vol. 107, núm. 7, julio de 2007, pp. 1103-1106.

¹⁰ R. L. Kesman *et al.*, "Portion Control for the Treatment of Obesity in the Primary Care Setting", *BMC Research Notes*, núm. 4, 9 de septiembre de 2011, p. 346.

¹¹ S. D. Pedersen *et al.*, "Portion Control Plate for Weight Loss in Obese Patients with Type 2 Diabetes Mellitus: A Controlled Clinical Trial", *Archives of Internal Medicine*, vol. 167, núm. 12, junio de 2007, pp. 1277-1283.

12 B. J. Rolls *et al.*, "Portion Size Can Be Used Strategically to Increase Vegetable Consumption in Adults", *American Journal of Clinical Nutrition*, vol. 91, núm. 4, abril de 2010, pp. 913-922.

13 E. Van Kleef *et al.*, "Serving Bowl Selection Biases the Amount of Food Served", *Journal of Nutrition Education and Behavior*, vol. 44, núm. 1, enero-febrero de 2012, pp. 66-70.

14 N. Stroebele *et al.*, "Do Calorie-Controlled Portion Sizes of Snacks Reduce Energy Intake?", *Appetite*, vol. 52, núm. 3, junio de 2009, pp. 793-796.

15 B. J. Rolls *et al.*, "Salad and Satiety: Energy Density and Portion Size of a First-Course Salad Affect Energy Intake at Lunch", *Journal of the American Dietetic Association*, vol. 104, núm. 10, octubre de 2004, pp. 1570-1576.

16 M. Condrasky *et al.*, "Chefs' Opinions of Restaurant Portion Sizes", *Obesity*, vol. 15, núm. 8, agosto de 2007, pp. 2086-2094.

17 B. J. Rolls *et al.*, "Portion Size Can Be Used Strategically to Increase Vegetable Consumption in Adults", *American Journal of Clinical Nutrition*, vol. 91, núm. 4, abril de 2010, pp. 913-922.

18 P. S. Hogenkamp *et al.*, "Acute Sleep Deprivation Increases Portion Size and Affects Food Choice in Young Men", *Psychoneuroendocrinology*, vol. 38, núm. 9, septiembre de 2013, pp. 1668-74.

Índice analítico

OCEANOexprés

Esta obra se imprimió y encuadernó
en el mes de diciembre de 2018,
en los talleres de Impregráfica Digital, S.A. de C.V.,
Av. Coyoacán 100–D, Col. Del Valle Norte,
C.P. 03103, Benito Juárez, Ciudad de México.